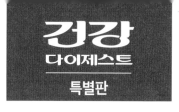

건강
다이제스트
특별판

KB126968

민 섬앙
희망 보고서

김영섭 지음(백운당한의원 원장)

건강다이제스트 社

40여 년 침향을 연구하고 30여 년 임상에 활용하면서 울고 웃었던 이유

신장병은 고약한 병입니다. 옛날에도 그랬고, 지금도 마찬가지입니다. 치료가 잘 안 되기 때문입니다. 한방에서도 그렇고, 양방에서도 그렇습니다.

그럼에도 불구하고 일찍부터 신장병 치료에 매달렸던 이유는 대대로 전해 내려오던 가전비방에 힘입은 바가 큽니다. 신장병 초기나 중기에는 가전비방으로 전해진 12씨앗요법이 좋은 효과를 나타냈습니다.

하지만 신장 기능이 50% 이상 손상된 경우에는 12씨앗요법만으로는 한계가 있었습니다. 일찍부터 수많은 약재를 실험 대상으로 삼았던 이유입니다.

그 과정에서 침향의 존재를 알게 된 것은 지금 생각해도 최고의 행운처럼 느껴집니다. 만성 신장병 치료에도 새로운 전기를 마련할 수 있었기 때문입니다. 침향은 마땅한 치료 약이 없어 속수무책인 만성 신장병에 최선의 대안이 되기에 충분합니다. 수많은 임상에서 증상 개선이 있었고, 병의 진행을 막는 데도 효과를 나타냈습니다. 심지어 혈액 투석 직전에 기사회생한 경우도 있었습니다. 40여 년 전에 침향을 알고 30여 년 동안 침향을 임상에 활용하면서 웃고 울었던 이유입니다. 신장병 환자의 삶을 다시 일으켜 세워서 웃었고, 너무도 희귀한 탓에 쉽게 구할 수 없어서 울었습니다.

침향의 약성은 알면 알수록 놀랍습니다. 우리 몸 구석구석 그 영향을 미치지 않는 곳이 없습니다. 위, 비장, 간장, 신장, 폐를 경유하면서 기의 순환을 촉진하고 막힌 기를 뚫어주기 때문입니다.

실제 임상에서 침향은 위장병, 위하수, 위궤양 등 만성 소화기계 질병에도 효과가 있고, 만성 간염, 간경화와 복수 등 간과 비장이 부은 것도 치료합니다. 특히 중풍 치료와 예방에는 특효약으로 꼽힙니다.

이러한 침향의 약성은 현대의학적 연구를 통해서도 입증되고 있습니다. 당뇨병 예방에 도움이 되고, 소화기계 질환도 개선합니다. 혈액순환을 촉진해 막힌 데를 풀어주고 뇌 건강에도 최고의 약성을 나타냅니다. 스트레스를 해소하고 신경 안정도 돕습니다. 기관지천식, 폐결핵 치료에도 효과가 있습니다.

이렇듯 약효 뛰어난 침향의 약성을 어떻게든 알리고 싶어 1999년 〈이것이 침향이다〉라는 침향 책을 국내 최초로 펴내기도 했고, 21년 만인 2020년 또다시 증보판을 펴내기도 했습니다.

침향 연구를 시작하고 침향을 실제 임상에서 치료 약으로 활용한 30여 년 연구의 결과물을 세상에 내놓으면서 바란 점은 단 하나입니다.

침향에 대한 연구가 보다 폭넓게 진행되었으면 하는 것입니다. 지금껏 밝혀진 침향의 약성은 어쩌면 빙산의 일각일 수도 있다는 생각을 지울 수가 없기 때문입니다. 이런 염원이 통했는지 최근 들어 침향에 대한 대중적인 인기도 날로 높아지고 있어 반갑습니다.

다만 한 가지 아쉬운 점은 건강식품으로 인기를 끌고 있다는 점입니다. 침향은 건강식품의 카테고리로 한정시킬 건강물질이 결코 아닙니다. 잘 낫지 않는 고질병, 만성병 치료에도 새로운 지평을 열 수 있다고 봅니다.

부디 침향의 뛰어난 가치가 인류의 건강에 크게 기여할 수 있도록 보다 광범위한 연구가 이루어지기를 소망합니다. 침향 요약본을 발간하는 것도 이런 염원 때문입니다.

2024년 6월 김영섭

　　　　　　"

침향의 존재를 알게 된 것은 지금 생각해도

최고의 행운처럼 느껴집니다.

만성 신장병 치료에도 새로운 전기를 마련할 수 있었기 때문입니다.

침향은 마땅한 치료 약이 없어

속수무책인 만성 신장병에 최선의 대안이 되기에 충분합니다.

수많은 임상에서 증상 개선이 있었고,

병의 진행을 막는 데도 효과를 나타냈습니다.

심지어 혈액 투석 직전에 기사회생한 경우도 있었습니다.

40여 년 전에 침향을 알고 30여 년 동안 침향을

임상에 활용하면서 웃고 울었던 이유입니다.

　　　　　　"

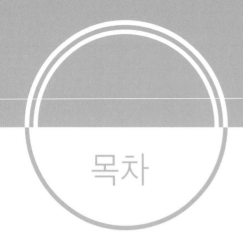

목차

01

잘 낫지 않는 만성 신장병에
침향을 쓰는 이유

잘 낫지 않는 만성 신장병에 최후의 수단으로 활용되는 약재가 침향이다.

혈액 투석밖에 다른 방법이 없을 만큼 중증으로 진행되었을 때 마지막 희망을 걸어볼 수 있는 약재다.

자연이 준 신비한 명약 침향이 만성 신장병 치료에 효과를 나타내는 이유는 참으로 많다. 지금으로부터 40여 년 전 침향을 접하고 30여 년간 임상에 직접 쓰게 되면서 알게 된 것은 침향은 최고의 영약이라는 것이다.

왜 침향인가?

13대째 가전비방으로 내려오던 12씨앗요법으로 잘 낫지 않는 신장병을 치료하면서 나름대로 성과도 거두었지만 한계도 분명 있었다.

만성 신장병으로 진행된 경우는 12씨앗요법만으로 역부족이었다. 수많은 약재를 연구 대상으로 삼아 연구를 시작했던 이유다.

1990년대 초, 문헌에는 존재하지만 그 실체도 그 약효도 비밀스런 존재로 통하던 침향을 알게 된 것은 일생일대의 행운이었다. 〈본초강목〉을 비롯한 여러 한의서에 실려 있긴 했지만 많은 부분 베일에 싸여 있던 약재였다.

하지만 난관에 부딪혔다. 워낙 희귀해서 실물을 본 사람이 드물었다. 중국이나 우리나라에서는 생산조차 되지 않는 약재였다. 베트남, 인도, 태국 등에서 생산되지만 그것도 금수 품목으로 지정돼 있어 구경조차 쉽지 않은 약재였다.

그런 상황에서 기적 같은 일이 일어났다. 중국 대련을 활동무대로 한 침향 전문가 (고)심기섭 박사를 알게 됐던 것이다.

침향 관련 자료도 별로 없고, 침향에 대해 아는 사람도 별로 없었던 시절 침향 전문가 심기섭 박사를 알게 된 것은 여러 모로 행운이었다. 중국 공안 당국의 엄격한 보호 아래 관리되고 있던 진품 침향을 처음 보았을 때 그 감동은 지금도 잊을 수가 없다.

그것이 계기가 됐다. 비로소 진품 침향을 알아볼 수 있게 됐고, 최고 품질의 침향을 국내에 들여와 실제 처방약으로 쓰기 시작했다. 그러면서 알게 된 사실은 놀라웠다. 침향은 신이 주신 영약이라 할 만했다.

1999년 〈이것이 침향이다〉라는 책을 출판한 것도 그래서였다. 침향의 놀라운 약효를 세상에 널리 알리고 싶다는 욕심의 발로였다.

신비한 영약 침향이 뭐기에?

천년을 사는 나무가 만들어내는 영약! 침향을 두고 하는 말이다.

아열대성 교목으로 알려진 침향나무가 그렇게 긴 세월을 살 수 있는 비결은 뭘까?

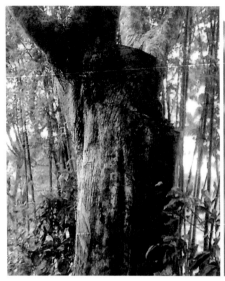
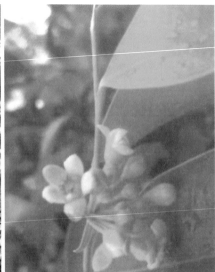

아열대성 교목인 침향나무의 실제 모습　　　　침향나무 꽃

그것은 침향나무의 독특한 자기 방어 수단이 중요한 역할을 하기 때문이다. 해충이나 바이러스 또는 물리적인 위력 등으로 침향나무에 손상이 생기면 끈끈한 진액을 분비하는데 이렇게 분비된 진액은 상처 부위에 치유작용을 하는 동시에 딱딱하게 굳어지면서 상처 부위를 감싸는 놀라운 현상이 일어난다.

그렇게 외부 손상으로부터 자신을 지켜내고 치유하려는 안간힘이 침향의 수명을 천년이나 살게 하는 것으로 알려졌다.

또 딱딱하게 굳어진 수지 부분은 침향의 탁월한 향, 탁월한 약리작용을 나타내는데 그 향과 약리작용은 약재 중에서 최고로 꼽을 만큼 희귀하고 특별하다. 지난 30여 년간 침향을 실제 임상에서 처방약으로 써오면서 알게 된 사실이다.

침향의 탁월한 효능은 대체할 만한 것이 없을 만큼 특별하다. 침향의 뛰어난 약성은 견줄 데가 없다. 신장 기능, 간 기능, 폐 기능, 소화기 계통까지 오장육부를 관통할 만큼 뛰어나다. 몸속의 기를 조절하고 혈행을 촉진하는 약효까지 최고 중의 최고다.

이렇듯 약성 뛰어난 침향이지만 과거에도 현재에도 여전히 그 희소성 때문에 구경조차 쉽지 않다는 게 흠이라면 흠이다.

베트남, 인도, 말레이시아, 태국, 캄보디아, 인도네시아와 중국 남부 등이 주산지로 꼽히지만 최대 주산지로 꼽히는 베트남에서도 금수 품목으로 지정해 국가에서 관리하는 품목이기 때문이다.

사정이 이렇다 보니 침향은 전 세계적으로 너무도 귀하게 얻을 수 있다. 그런 만큼 값도 고가다. 현재 유통되는 침향의 최소 거래 단위도 황금이나 보석처럼 1g 이하 단위다.

이런 악조건 속에서도 지난 30여 년간 실제 임상에서 침향을 처방약으로 써온 데는 그만한 이유가 있다. 신장병으로 10년, 20년씩 고통을 받고 있는 사람들에게 침향은 새 희망이 되어줄 수 있기 때문이다.

신장병에 침향… 어떤 효능 있기에?

'잘 낫지 않는 중증 신장병에 침향이라면?'

침향을 처음 접했을 때 가졌던 궁금증이었다. 13대째 전해 내려오던 신장병 가전비방인 12씨앗요법이 초기나 중기 신장병에는 좋은 효과를 나타냈다.

그런데 문제는 중증으로 진행된 신장병이나 혈액 투석을 받아야 할 정도로 신장 기능이 망가졌을 때는 한계가 있었다.

그 한계를 뛰어넘기 위해 절치부심하던 중 침향을 알게 됐고, 침향을 실제 임상에 활용하기 시작하면서 느꼈던 희열은 지금도 잊을 수가 없다.

10년, 20년 고생하던 신장질환에 12씨앗요법과 침향을 병행해서 쓸 경우 탁월한 효과를 나타냈다.

병원검사상 50~70% 신장 기능이 상실되었을 때도 12씨앗요법과 침향을 병행해서 투약하면 치료 효율이 훨씬 높게 나타났다.

말기 신부전으로 신장 기능이 10~15%밖에 남아 있지 않은 경우에도 증상 완화에 도움을 주기도 했다.

체질적인 특성에 따라 다소 차이는 있긴 하지만 12씨앗요법과 침향을 병행해서 쓸 경우 철저한 식이요법을 하고 관리를 하면서 치료를 병행하면 혈액 투석을 하지 않고도 얼마든지 현상 유지가 가능한 경우도 있었다.

이 같은 치유 결과 앞에서 많이 울고 웃었다. 최고의 약재인 침향이 너무 희소해서 쉽게 구할 수 없음에 안타까웠던 때도 많았고, 어렵게 구한 침향이 신장병 환자의 삶을 회생시켜 주는 기적을 경험하면서 전율했던 적도 많았다.

그렇게 30여 년 동안 침향을 주약재로 하여 신장질환을 치료해 오다 보니 어느새 침향 박사라는 별명도 얻게 됐다. 침향에 관한 의학정보와 자문을 구하러 오는 사람도 많다.

베일에 가려져 있던 침향이 많은 사람들에게 알려지는 게 반가우면서도 경계의 시선도 거둘 수 없다.

1g에 수십만 원에서 수백만 원을 호가하고, 구하기도 쉽지 않은 침향으로 침향분말을 만들고, 침향환을 만들고, 침향공진단을 만들어 대중적으로 팔 수 있는 것이 아니라고 보기 때문이다.

침향이 대중 속으로 파고든 것은 기쁜 일이지만 침향의 가치가 훼손되고 변질되고 오용될 수 있음은 크게 걱정되는 부분이다.

02

기사회생의 명약으로
침향을 꼽는 이유

침향을 접해본 사람들은 하나같이 침향에 대한 극찬을 아끼지 않는다. 기사회생의 명약으로 여긴다. 약재 중에서 최고로 꼽을 만큼 탁월한 효능을 나타내기 때문일 것이다.

실제 임상에서 침향을 처방약으로 써 봐도 그렇다. 침향은 신장뿐만 아니라 간, 위장, 폐까지 우리 몸의 오장육부 어느 곳 하나 그 작용이 미치지 않는 곳이 없다. 오장육부를 관통하는 약성을 지닌 약재다. 몸의 기를 조절하고 혈행을 조절하는 최고의 약재이기도 하다.

이 같은 사실은 현대과학적 연구를 통해서도 입증되고 있는 사실이다.

그동안 다각적인 연구를 통해 밝혀진 침향의 성분은 특별하다.

다양한 연구를 통해 밝혀진 침향의 성분은 일반적으로 정유로서 벤질아세톤, P-메톡시벤질아세톤 등인 것으로 알려졌다. 동물실험 결과 이 성분들은 진정작용이 인정되었고, 추출물은 결핵균을 완전히 억제하고 티푸스균, 이질균에 대해서도 강력한 억제 효과를 나타내는 것으로 밝혀졌다.

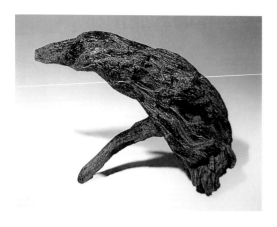

침향은 자연계에 존재하는 천연물질 중에서 강력한 항균 효능을 가진 것으로 드러났기 때문이다.

따라서 침향 추출물은 결핵균에는 완전한 항균력이, 티푸스균과 이질균에 대해서는 강력한 항균력이 있다는 것이다.

현대의학에서 밝힌 침향의 성분은 보다 더 구체적이다. 침향의 수많은 성분 중에서 6가지가 의학계의 큰 관심을 끌고 있다.

첫째, 쿠쿠르비타신 성분이다.

침향의 정유 성분인 쿠쿠르비타신은 암세포의 증식과 전이를 억제하여 암세포를 사멸하는 효과가 탁월하다는 연구 결과가 있다. 또 암 발생 위험도를 낮추는 데 도움이 되는 것으로 알려져 있다. 특히 미국 특허청은 침향을 이용하여 암세포를 죽이거나 치료하는 특허 승인을 하고 특허번호를 부여하기도 했다.

둘째, 알파-블레젠 성분이다.

만병의 주범인 활성산소를 제거하고 우리 몸의 저항력을 높이며 다양한 형태의 감염을 막아주는 성분으로 드러났다. 따라서 면역력 향상에 도움을 주고 각종 질병과 암을 예방하는 데 도움을 주는 성분으로 학계의 주목을 받고 있다.

셋째, 델타 구아이엔 성분이다.

침향 속에 다량 함유되어 있는 정유 성분으로 뇌 건강 지킴이로 통한다. 신경장애와 뇌경색에 효과가 있다. 침향을 훈증하거나 복용하면 머리가 맑아지고 눈이 밝아지는 느낌이 드는 것도 이 성분 때문이다.

특히 이 성분은 치매 유발물질로 알려진 베타아밀로이드가 뇌에 축적되는 것을 막아주는 효능이 있어 관심이 높다. 침향이 치매 예방에 도움이 되는 이유다.

또 뇌졸중을 예방하고 뇌세포 기능을 활성화하여 인지 기능 및 두뇌 기능을 향상시키는 효과도 있는 것으로 밝혀졌다.

특히 프랑스 국제농업연구기관이 발표한 자료에 의하면 소화 촉진, 신경안정, 구토 방지 등에도 효과를 나타내는 것으로 드러났다.

넷째, 아가로스피롤과 진코에레몰 성분이다.

침향 속에 많이 들어 있는 또 다른 정유 성분인 아가로스피롤과 진코에레몰 성분은 심신안정과 정신 집중력 향상에 도움이 되는 성분으로 밝혀졌다. 침향을 복용하면 신경이완과 진정작용이 나타나는 것도 이 때문이다. 이 같은 약성으로 인해 침향은 불면증, 우울증 등 신경질환을 치료하는 데도 도움이 된다는 보고가 많다.

일본의 동양의학 연구기관에서 진행된 동물실험 결과에서도 이들 성분에는 신경을 이완하는 효과가 있고, 심신의 안정과 정신집중을 도우므로 진정제로 사용될 수 있다고 보고했다.

다섯째, 망기페린 성분이다.

폴리페놀의 일종인 이 성분은 혈당 수치를 조절하는 효능이 있어 급격한 혈당 상승을 막아주는 효과로 주목을 받고 있다.

여섯째, 베타 셀리넨 성분이다.

침향에 다량 함유되어 있는 정유 성분으로 강력한 항균작용을 하고, 혈액순환을 촉진시키는 효과를 나타내는 것으로 밝혀졌다. 따라서 신장의 염증 완화 및 개선에 효과가 있어 만성 신부전 등 신장질환 개선 효과를 기대할 수 있다.

또 강력한 혈액순환 촉진 작용으로 혈압 관련 질환을 치료하고 신진대사를 촉진해 면역력을 높이는 데도 효과를 나타내는 것으로 드러났다.

팔방약효 침향의 놀라운 효능들

침향에 들어 있는 다양한 정유 성분들이 밝혀지면서 영약으로 불리는 침향의 비밀도 함께 풀리고 있다.

그동안 임상에서 침향을 처방약으로 써 오면서 알게 된 침향의 약효는 참으로 다양하고 폭넓다. 각종 질병을 예방하고 치료하는 데도 놀라운 약성을 기대할 수 있다.

일례로 만성 신부전으로 혈액 투석밖에 다른 방법이 없을 때 마지막 희망을 걸어볼 수 있는 것도 침향이다. 신장병 치료에 쓰는 한약 처방인 12씨앗요법에 침향을 접목하면 몸의 면역력이나 저항력을 높여 신장 기능을 회복시키는 약리작용을 나타낸다. 그 결과 투석을 면하게 되는 경우도 더러 있다.

중풍 예방과 치료의 특효약으로 꼽히는 것도 침향이다. 침향은 근본적으로 혈액을 맑게 하고, 심장이나 뇌의 모세혈관을 강하게 하며, 혈액순환을 강력히 촉진하는 작용이 있어 막힌 것을 뚫어주는 약효가 뛰어나다.

고혈압, 동맥경화, 뇌출혈, 뇌경색 등 혈관과 관련된 질환을 예방하고 치료하는 데 침향의 약효는 가장 강력하다. 중풍 후유증인 반신불수나 실어증, 구안와사 치료에도 주효한 효능이 있다.
심한 변비 치료에도 침향은 가장 빠른 치유 효과를 나타낸다. 숙변 제거 및 장내 청소를 겸하여 설사를 하는

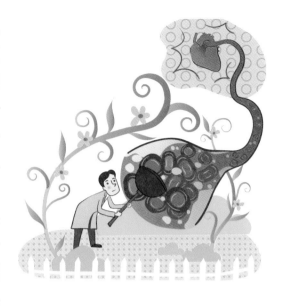

데, 설사 때 생기는 탈수현상도 없고, 기운이 빠지지도 않으며, 오히려 몸이 가벼워진다. 이런 특징으로 인해 다른 부작용 없이 변비를 치료할 수 있다.

현대 의학적인 연구를 통해 속속 드러나고 있는 침향의 약리 성분으로 효과를 볼 수 있는 질병들을 소개하면 다음과 같다.

1 암세포 사멸작용

침향의 정유 성분인 쿠쿠르비타신은 암세포를 사멸하는 효과가 탁월한 것으로 알려졌다. 또 항바이러스 효과가 있는 알파-블레젠이라는 정유 성분은 면역력 향상에 도움을 주어 각종 질병과 암을 예방하는 데 도움을 줄 수 있다.

2 당뇨병 예방

침향 성분인 망기페린은 혈당 수치를 조절하는 효능이 있어서 급격한 혈당 증가를 막아주는 효과가 있다.

3 장 건강과 소화기계 질환 개선

침향은 장을 건강하게 하고 장에서 발생하는 독소인 암모니아나 장 환경을 악화시키는 인돌 성분을 감소시켜서 위염, 과민성 대장염 등 위장 관련, 소화기 관련 질환 개선에 도움을 줄 수 있다.

4 혈액순환 개선과 뇌졸중 예방 및 면역력 개선

따뜻한 성질의 침향을 섭취하면 몸이 따뜻해지면서 혈액순환도 촉진된다. 또한 침향은 베타 셀리넨 성분을 함유하고 있어서 혈압 관련 질환의 개선에 도움이 되며, 어혈 제거 효과가 있어 뇌를 건강하게 유지해 준다. 특히 혈액순환이 잘 되면 신진대사가 촉진되므로 떨어진 면역력도 상승시켜 주는 효과가 있다.

5 뇌 건강 지킴이

침향의 정유 성분 중 하나인 델타 구아이엔 성분은 뇌 신경전달물질이 활성화되는 데 도움을 주면서 뇌를 건강하게 해주는 효과가 있어서 노년기의 기억력 감퇴 예방과 성장기 청소년에게도 좋은 효과를 기대할 수 있다. 또한 델타 구아이엔 성분은 신경 안정과 소화 촉진, 구토 방지, 뇌 진정에 도움이 되기도 한다.

6 스트레스 해소와 신경 안정

침향의 약효 성분인 아가로스피롤은 신경 이완 및 심리적 안정에 도움이 되고 불면증 해소에도 도움이 된다. 침향의 또 다른 성분인 델타 구아이엔 성분도 머리를 맑게 하고 집중력을 높여주면서 심리적 안정감을 갖게 하는 데 도움이 된다.

7 신장 기능 향상

침향에 들어 있는 베타 셀리넨 성분은 신장의 염증 완화 및 개선에 효과적이고, 유황 성분은 항균작용도 하므로 만성 신부전 등의 신장질환 개선 효과를 기대할 수 있다. 특히 베타 셀리넨 성분은 항산화물질로서 구토와 설사, 혈압과 관계되는 질병 개선에도 효과를 나타낸다.

8 눈 건강 개선

침향에 풍부한 델타 구아이엔 성분은 노안을 예방하거나 증상을 늦추는 데 도움을 준다. 따라서 침향은 눈의 피로를 개선하고 망막세포 등의 세포 파괴를 막는 데도 도움이 된다.

이렇듯 침향은 다양한 증상과 질병에 효과를 나타내는 것으로 드러나고 있지만 지금까지 드러난 침향의 효능은 어쩌면 침향이 가진 수많은 효능 중 극히 일부분일지도 모른다.

앞으로 보다 적극적인 연구가 진행되어야 하는 이유다. 침향에 대한 연구는 인류의 건강에 큰 기여를 할 수 있다고 확신한다.

오장육부를 살리는
침향의 비밀

천하제일의 명약이고, 대체할 약재가 없을 만큼 독보적이고, 탁월한 효능을 나타내는 것이 침향이다. 속속 밝혀지고 있는 약성도 놀랍다. 암세포 사멸작용을 하는 쿠쿠르비타신 성분도 밝혀졌고, 뇌경색에 효과를 나타내는 델타 구아이엔 성분도 함유돼 있는 것으로 드러났다. 또 당뇨병을 예방하는 망기페린 성분, 혈액순환 개선과 면역력을 높이는 베타 셀리넨 성분까지 다양한 약성이 밝혀지면서 침향의 진가를 배가시키고 있다.

침향이 이토록 팔방약효를 나타내는 이유는 우리 몸 구석구석에 그 약성이 미치기 때문이다. 신장, 간장, 심장, 위장, 폐까지 오장육부를 살리는 최고의 명약이라 할 만하다.

위장 기능에도…

• 위에 찬 기운이 스며들어 위염이 생겼을 때

- 아랫배가 냉하고 가스가 찰 때
- 변비가 심할 때

이런 증상에 침향을 쓰면 좋은 효과를 볼 수 있다. 침향의 대표적인 약성이 위를 따뜻하게 하고 기를 통하게 하는 효과가 있기 때문이다.

급성 위염, 만성 위염, 위하수, 위궤양, 위경련까지 다양한 위장병에 침향은 좋은 효과를 나타낸다.

현대 의학적 연구를 통해 밝혀진 침향의 약성은 좀 더 구체적이다.

첫째, 장내세균 중 유익균에게는 영향을 미치지 않고 장을 건강하게 한다는 것이다.

둘째, 장에서 발생하는 독소인 암모니아나 장 환경을 악화시키는 인돌 성분을 감소시켜 위염, 과민성 대장염 등 위장 관련 질환과 소화기 관련 질환의 개선을 돕는다는 것이다.

셋째, 장 속의 황색포도상구균과 클로스트리듐 속 세균의 증식 억제 효과까지 있어서 장 건강에 좋을 뿐 아니라 디톡스 효과까지 나타낸다는 것이다.

다양한 위장질환에 침향을 복합처방으로 쓰면 약성의 상호보완과 상승작용으로 훨씬 더 좋은 효과를 나타낸다.

신장 기능에도…

잘 낫지 않는 신장병 치료에 침향을 병행 치료하면 면역력이나 저항력을 높여 신장 기능을 회복시키는 데 뛰어난 약리 효과를 나타낸다. 드라마틱하게는 병원검사상 신장 기능이 50~70% 상실되었을 때도 일정 부분 개선 효과를 나타내는 경우가 많았다. 만성 신장병 치료에 침향은 명약 중의 명약이라 할 만하다.

현대 의학적인 연구를 통해서도 입증된 사실이다. 침향에 들어 있는 베타

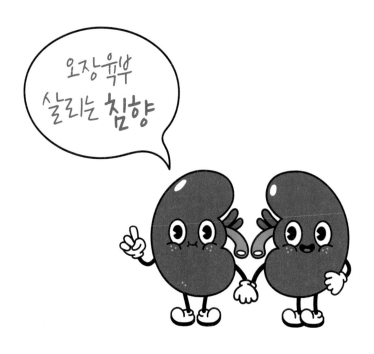

셀리넨 성분은 신장의 염증을 완화시키는 데 뛰어난 약효가 있는 것으로 밝혀졌다. 침향의 유황 성분도 항균작용이 뛰어나서 만성 신부전 등의 신장질환 개선에 도움이 되는 것으로 밝혀졌다.

심장 기능에도…

침향의 대표적인 약성 가운데 하나는 막힌 기와 혈을 뚫어주는 효과가 뛰어나다는 것이다. 예로부터 침향이 중풍의 특효약으로 꼽힌 것도 이 때문이다.

침향은 혈액을 맑게 하고, 모세혈관을 강하게 하며, 혈액순환을 강력히 촉진하면서 막힌 것을 풀어주는 효과가 있다. 침향이 심장 기능에 좋은 것도 이 때문이다.

실제 임상에서 침향은 울화나 고지혈증 등으로 심장 혈관이 약해졌거나 모세혈관이 막혀서 발생하는 심근경색이나 협심증 등을 예방하고 치료하는 데 뛰어난 약성을 나타낸다.

간 기능에도…

침향은 만성 간염, 간경화, 복수, 간이 병적으로 부은 간종대까지 다양한 간질환을 예방하고 치료하는 데도 도움이 된다. 기혈 순환을 촉진하는 침향의 약성이 간 기능을 살리고 간질환을 치료하는 데 도움이 되는 것이다.

폐 기능에도…

침향의 약성 가운데 하나가 기가 역으로 치밀어 오르는 것을 내려주는 효과다.

폐의 기가 원활하게 순환하지 못하여 발생하는 폐 질환에 침향이 좋은 효과를 나타내는 것도 이 때문이다.

기관지천식이나 폐결핵 등 크고 작은 폐질환에도 침향은 명약이 될 수 있다.

이렇듯 독보적이고 탁월한 효능을 나타내는 침향은 지금 대중화의 거센 파고를 맞고 있는데 부디 올바른 이해와 지혜로운 활용을 통해 인류 건강에 기여했으면 한다.

04

최고의 명약 침향으로
효과를 볼 수 있는 질병들

신이 만든 영약!
명약 중의 명약!

침향을 수식하는 말은 많다. 워낙 뛰어난 약성을 나타내기 때문일 것이다. 침향은 약재 중에서 최고로 꼽을 만큼 희귀하면서도 탁월한 효능을 갖고 있다.

침향은 각종 질병 치료에도 탁월한 효과를 나타낸다.

침향의 약성이 오장육부 구석구석 미치면서 다양한 증상에도 효과를 나타낸다. 침향으로 좋은 효과를 볼 수 있는 질병은 다양하다.

위염, 위궤양, 위경련에도…

침향은 소화기 질병 치료에도 뛰어난 약성을 나타낸다. 침향의 약성은 우리 몸속의 기를 조절하고 혈행을 도와주는데 이런 약성이 위염이나 위궤양, 위경련 등 소화기 계통 질환에 좋은 효과를 나타내게 된다.

임상에서 침향을 주약으로 쓰면 비위 기능을 조절하여 위무력증을 개선하기도 한다. 또 소화력을 촉진하는 작용도 한다. 이런 특성 때문에 침향을 주약으로 쓰면 머리가 맑아지고, 답답한 가슴이 열리며, 얼굴색이 좋아진다. 또 근육을 튼튼하게 하고 누렇게 뜬 얼굴에 윤기가 나게 하기도 한다.

정신적 과로에도…

정신적으로 과로를 하거나 심하게 긴장을 하면 우리 몸의 상체는 열을 받아 뜨거워지고, 하체는 반대로 냉하게 된다. 즉 상체는 기능이 항진된 상태가 되지만 하체의 기능은 약해지는 것이다.

상부의 기능이 항진되면 기와 혈이 상부로 몰리면서 심장에 과부하가 걸리고 뇌신경의 순환에도 장애를 일으킬 수 있다.

그 결과 어지럽거나 물건이 겹쳐 보이기도 하고 이명이 생기기도 한다. 그것이 장기적으로 계속되면 심·뇌혈관질환의 발생으로 이어질 수 있으므로 각별히 조심해야 한다.

이런 증상에도 침향을 주약으로 활용하면 상체에 몰린 기와 혈을 조절하는 데 좋은 효과를 나타낸다.

신장 기능이 약할 때도…

신장 기능이 허약하면 방광에 열이 축적되고, 스트레스를 많이 받거나 분노가 많이 쌓이면 신장의 기가 정체된다. 또 소변을 오래 자주 참거나 지나친 성관계로 피로가 쌓여도 신장 기능에 무리가 간다.

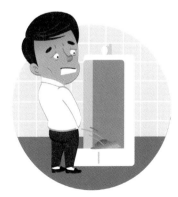

이럴 때 침향을 주약으로 쓰면 소변의 배설을 원활히 하면서 신장 기능 회복에 좋은 효과를 나타낸다.

방광염을 개선하고, 전립선염으로 시원스럽게 소변을 보지 못하는 증상, 잔뇨감으로 불쾌한 증상을 개선하는 데도 좋은 효과를 나타낸다.

막힌 혈관을 뚫는 데도…

늙고 쇠약하여 풍습마비를 앓았던 고려시대 문종 임금도 침향을 주약으로 한 처방을 써서 치료했다는 기록이 있다.

콜레스테롤 수치가 높은 고지혈증을 앓고 있다면 혈관이 막히거나 좁아서 고혈압을 유발하고 동맥경화를 초래할 위험성이 높아진다.

이럴 때 침향을 쓰면 온몸의 기혈 순환을 순조롭게 하기 때문에 막힌 곳을 뚫어주고, 정체된 곳을 풀어주는 효과를 나타낸다.

침향은 심장과 뇌의 모세혈관까지 온몸 구석구석에 혈액 공급을 원활히 해주는 작용을 하기 때문에 막힌 혈관을 뚫는 특효약이 될 수 있다.

중풍을 예방하고 치료하는 데도…

예로부터 침향의 대표적인 약효로 꼽힌 것은 중풍을 예방하고 치료하는 특효약이라는 거였다.

실제 임상에서도 침향을 주약으로 쓰면 혈액을 맑게 하고, 심장이나 뇌의 모세혈관을 강하게 하며, 혈액순환을 강력하게 촉진하여 막힌 것을 뚫어주고 풀어주는 작용이 뛰어나다.

고혈압, 동맥경화, 뇌졸중, 두통 등을 치료하고 예방하는 데 침향의 효과가 우수한 것도 이와 무관하지 않다. 중풍 후유증인 반신불수, 실어증, 구안와사 등을 치료하는 데도 침향은 뛰어난 효과를 나타낸다.

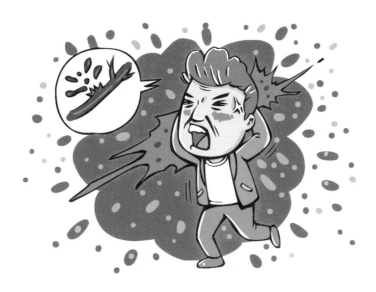

이렇듯 다양하고 광범위한 적응증으로 침향은 숱한 찬사를 받고 있다. 물론 침향이 만병통치약은 아니겠지만 그 뛰어난 약성이 우리에게 던지는 메시지는 결코 가볍지 않다.

지금껏 드러난 침향의 효능은 어쩌면 침향이 가진 수많은 효능 중 극히 일부분에 지나지 않을지도 모른다.

앞으로 더 많은 연구를 통해 침향의 숨겨진 비밀을 하나하나 밝혀내는 것은 인류의 건강을 위해 반드시 해야 할 일이라고 본다.

05

신장병의 명약 침향도
진품이라야…

베일에 싸여 있던 침향의 약효가 알려지기 시작하면서 침향은 큰 인기를 끌고 있다.

상품화 열기도 뜨겁다. 침향분말, 침향차, 침향환, 침향녹용환, 침향공진단뿐만 아니라 침향 팔찌와 침향 목걸이까지 등장하며 침향의 인기를 대변하고 있다.

이 같은 침향의 뜨거운 인기는 우려 반, 기대 반이다. 침향의 희귀성 때문이다. 침향으로 환을 만들고, 침향으로 공진단을 만들어 대중적인 상품으로 팔 만큼 진품 침향은 그렇게 쉽게 구할 수 있는 약재가 아니다. 워낙 침향의 효능이 뛰어나다 보니 유사품이나 가짜 침향도 기승을 부리고 있다.

아무리 천하의 명약이라 하더라도 진품 침향이 아니면 제대로 된 침향의 약효를 기대하기 어렵다. 신장병의 명약 침향도 진품이라야 효과를 기대할 수 있다.

유사 침향, 저급 침향 요주의!

침향은 전 세계적으로 귀하게 얻어지는 만큼 부르는 게 값이다. 재료 자체가 워낙 고가일 뿐 아니라 고순도의 침향은 쉽게 구할 수도 없다. 주요 생산국에서도 금수 품목으로 지정해 나라에서 관리하는 품목이다.

그런데 요즘 들어 침향 성분을 활용한 다양한 제품들이 우후죽순 쏟아져 나오고 있다. 침향 팔찌와 침향 목걸이 등 장신구뿐만 아니라 침향 치약과 침향 비누까지 선보일 정도다. 이들 침향 제품들은 하나같이 침향의 뛰어난 효능을 부각시키며 인기를 끌고 있다.

이 같은 분위기는 우려스럽다. 아무리 뛰어난 약효를 나타내는 침향이더라도 등급에 따라 효능에 큰 차이가 있다는 걸 꼭 알아야 한다.

저가에 구입할 수 있는 침향 제품들의 경우 유사 침향이나 순도가 낮은 침향으로 만들어진 경우가 적지 않다.

실제로 침향의 약효가 알려지자 수요도 폭발적으로 증가하면서 시중에는 유사 침향이나 저급 침향들이 많이 유통되고 있는 것도 부인할 수 없다.

주요 생산국에서조차 금수 품목으로 지정해 엄격히 관리하기 때문에 소

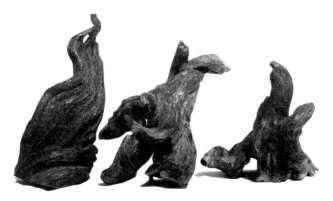

최고 등급의 침향은 연소 전에 어떠한 향기도 나지 않는 특성이 있다.

량의 침향만이 거래될 수밖에 없다. 시중에 유사 침향, 저급 침향이 성행하는 것도 이 때문이다.

유사 침향, 저급 침향 구별법

수요는 많고 생산량은 극히 소량이다 보니 필연적으로 유사 침향, 저급 침향이 활개를 칠 수밖에 없는 상황이다.

문제는 유사 침향이나 저급 침향의 경우 침향 고유의 효능을 기대하기 힘들다는 것이다. 잘 낫지 않는 만성 신장병에 침향을 쓰기 시작하면서 신장병 치료에 새 지평을 열 수 있었던 것도 진품 침향을 고집했기 때문이다. 침향의 수지 함량이 25% 이상인 고순도의 침향을 쓸 때 백약이 없는 만성 신장병에도 효과를 나타낸다.

따라서 침향의 효과를 제대로 보려면 반드시 고순도의 침향이어야 한다. 유사 침향이나 가짜 침향은 인공향료를 주입하거나 염색을 한 거라서 약효가 없고 과다 복용 시 몸에 해로울 수도 있어서 각별히 주의해야 한다. 진품 침향과 유사 침향 혹은 가짜 침향은 어떻게 구별할 수 있나?

가짜 침향이나 유사 침향은 연소하기 전에 강한 향기가 나지만 진짜 침향은 연소 전에는 어떠한 향기도 나지 않는 특성이 있다. 이런 점을 기억하면서 유사 침향이나 가짜 침향의 특성을 알아두는 것이 좋다.

<u>첫째,</u> **침향의 학명은 Aquilaria Agallocha Roxb.로 통상 AAR로 불린다.** 하지만 AAR의 공급량이 너무 적다 보니 일본, 인도, 중동 지역에서는 Aquilaria에 속하는 모든 식물과 기타 식물들도 통칭하여 침향이라 일컫고 있다. 그중 대표적인 것이 Aquilaria Malaccensis Lamk(AML)이다. 따라서 침향의 유사품 중 대표적인 것이 AML이며, 이는 고순도 AAR과

는 질적으로 달라 침향의 약효를 기대할 수 없다.

둘째, 가짜 침향은 연소를 시키기 전에 덩어리에서 향기를 맡을 수 있다.

셋째, 가짜 침향은 연소를 시켜도 짙은 연기가 나지 않고 기름이 끓는 현상도 볼 수 없다.

넷째, 가짜 침향은 연소를 시키면 향기가 몹시 맵고 화장품 같은 인공향이 나온다.

다섯째, 가짜 침향은 밀폐된 공간에서 태우면 냄새와 함께 두통을 일으키게 된다.

여섯째, 가짜 침향은 외관상으로 볼 때는 많은 수지를 함유하고 있지만 침수가 되지 않는다.

일곱째, 가짜 침향은 물에 넣었을 경우 흑색 및 기타 염료가 흘러나온다.

여덟째, 가짜 침향은 침향 덩어리를 만졌을 때 손에 기름이나 염료가 묻는다.

가짜 침향이 가지고 있는 극히 일부의 요소이지만 이 정도는 알고 있는 것이 침향을 보다 지혜롭게 활용하는 자세일 것이다.

06

최고급 침향의
4가지 조건

침 향의 가치는 거래 단위만 봐도 짐작할 수 있다.
황금이나 보석처럼 1g 이하 단위로 거래가 된다.
옛날에도 침향은 산삼이나 황금과 같이 취급했다는 기록이 곳곳에 남아
있다.

이렇듯 희소하고 희귀해서 부르는 게 값인 침향에도 등급이 있다. 침향의
등급을 분류하는 데는 여러 가지 요소가 작용한다. 따라서 어떤 것이 가
장 좋다고 간단히 규정하는 것은 쉽지 않다. 다만 침향의 등급 판단은 4가
지 요소를 고려하려 결정하므로 최고급 침향의 조건도 이와 그 궤를 같이
한다.

1 침수 여부
침수 여부는 침향의 등급을 결정하는 데 있어 중요한 요소다. 침향이라는
명칭 자체가 여기서 유래했기 때문이다. 옛 문헌인 〈본초강목〉과 〈남방초

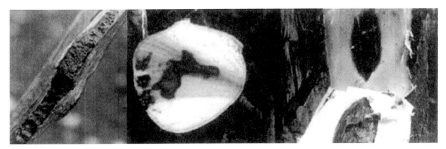
침향나무 속에 침향이 응결된 모습

목상〉에는 침향의 침수 정도에 따라 세 가지로 분류하고 있다.

①물에 가라앉는 침수침향(沈水沈香) ②반은 뜨고 반은 가라앉는 잔향(棧香) ③물에 뜨는 황숙향(黃熟香) 등으로 구분했다.

침향의 원목은 비중이 0.4 정도로 물 1에 비해 가벼우므로 뜬다. 그런데 침향나무는 '물에 가라앉는 향이 나는 나무'라는 이름처럼 침수가 된다. 세계 어느 나무에서도 발견되지 않는 이 같은 희소성을 갖게 된 데는 특별한 생장 과정을 거치기 때문이다.

침향나무는 수명이 천 년이나 된다. 그 긴 세월 동안 수명을 유지하기 위해 독특한 자기방어수단을 갖고 있다. 병해충이나 비바람 등으로 나무에 손상이 생기면 끈끈한 진액을 분비해 상처를 치유하는 기지를 발휘하기 때문이다.

이렇게 분비된 진액은 수십 년에서 수백 년 동안 켜켜이 쌓이고 쌓여 굳어지면서 수지 덩어리를 형성하는데 이것이 바로 침향이다.

이 같은 특성 때문에 침향나무는 물에 가라앉는 특성을 나타낸다. 이때 수지 함량이 중요한 변수가 된다. 수지 함량이 25%를 넘으면 물속에 가라앉는다. 일반적으로 수지 함량이 25%를 초과하면 덩어리, 조각, 가루 등 어떤 형태의 침향도 물에 가라앉게 된다.

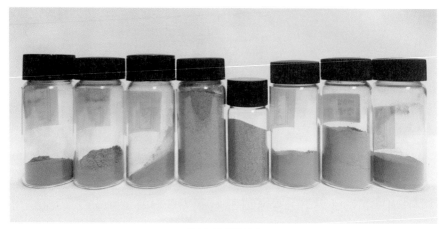
각 등급별 침향 분말

따라서 침수 여부는 침향의 수지 함량 정도를 나타내는 바로미터라 할 수 있다. 침향의 등급을 좌우하는 요소도 된다. 최고 등급의 침향은 수지 함량이 25%를 초과해야 하기 때문이다. 그래야 뛰어난 침향의 약성을 기대할 수 있다.

2 맛과 향기

최고급 침향의 조건에서 또 하나 중요한 요소는 독특한 맛과 향기를 갖고 있어야 한다는 것이다.

침향의 맛은 맵고 쓰며 성질이 따뜻하다. 하지만 침향의 등급이 높을수록 맛이 부드럽고 성질이 더 따뜻한 특성을 나타낸다.

침향의 수지 함량이 높을수록 연소 시에 더욱 부드러운 향기가 나고 더욱 좋은 향기가 나는 것도 이 때문이다.

다만, 한 가지 주의해야 할 것은 진짜 침향의 경우 불에 태우기 전에는 침향 자체에서 아무런 향기도 나지 않는다.

침향의 수지 함량이 낮고 목질 부분이 많은 경우 향이 맵고, 향 품질도 떨어지므로 침향을 고를 때 참고하면 좋다.

3 색채

침향은 보통 5가지 정도의 색채로 구분이 된다. 색채마다 수지의 향기가 각각 다르다. 침향의 색채 감정은 반드시 자연광 아래에서 해야 한다.

침향의 색채는 연소할 때 향기에는 영향을 주지만 약효에는 크게 영향을 주지는 않는다. 오히려 수지 함량이 영향을 주므로 색채를 비교할 때는 반드시 수지 함량이 비슷하거나 같은 품목이어야 한다.

침향의 색채 분류에 대해서는 기록마다 견해가 조금씩 다르다. 그중에서 가장 신뢰할 만한 분류는 〈해외일설(海外逸設)〉로 침향을 5가지 색채로 구분했다. 그중 1등급은 녹색, 2등급은 진한 녹색, 3등급은 금색(엷은 황색), 4등급은 황색, 5등급은 흑색이다.

많은 사람들이 침향의 색깔을 흑색인 것으로 알고 있지만 실제로 수지 함량이 높은 침향일수록 흑색이 드문 편이다.

4 생성 과정

침향이 만들어지는 과정은 크게 4가지로 구분한다.

첫째, 침향나무 내부에서 자연적으로 수지가 형성되어 내부에서 응결된 것으로 이를 '숙결'이라고 한다.

둘째, 침향나무가 말라죽고 난 뒤 나무 내부에서 수지가 발생하여 응결된 것으로 이를 '탈락'이라고 한다.

셋째, 침향나무에 사람들이 상처를 내서 나무가 상처를 치유하기 위해 수지를 분비하여 응결된 것으로 이를 '생결'이라고 한다.

넷째, 침향나무가 곤충으로 인해 상처를 입고 수지가 응결된 것으로 이를 **'충루'**라고 한다.

이중에서 가장 최고급 침향은 역시 침향나무 내부에서 자연적으로 형성된 숙결이라 할 수 있다.

이상의 판단 기준을 참고하여 최고급 진품 침향에 대한 안목을 키우는 것은 침향의 약효를 올바르게 활용하는 데 큰 도움이 될 것이다.

07

진품 침향 AAR
유사 침향 AML
어떻게 다르기에?

수요는 급증하고 공급은 미미하고…희귀한 약재 침향을 두고 벌어지고 있는 기현상이다.

너무도 희귀해서 베일 속에 싸여 있던 침향의 놀라운 약성이 하나둘 밝혀지면서 침향은 지금 대중들의 뜨거운 관심을 받고 있다. 그러다 보니 침향을 소재로 한 다양한 제품 열기도 뜨겁다.

그런데 한 가지 복병이 있으니 바로 침향의 희귀성이다. 수십 년에서 수백 년에 걸쳐 비로소 만들어지는 것이 침향이다 보니 전 세계적인 거래량도 미미하다. 생산되는 곳도 특정 국가 몇 군데뿐이다. 베트남, 태국, 인도, 말레이시아, 캄보디아, 인도네시아 등에 국한돼 있다. 수요와 공급의 불균형이 초래될 수밖에 없는 이유다.

사정이 이렇다 보니 침향은 부르는 게 값이다. 황금이나 보석처럼 1g 단위로 거래되는 것만 봐도 그렇다. 실제로 진품 침향은 1g에 수십만 원에서 수백만 원에 거래될 만큼 고가에 거래된다. 그마저도 쉽게 구할 수도 없다.

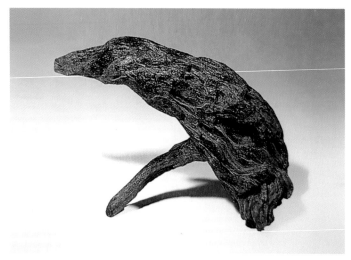

진품 침향 AAR

이 같은 현실은 시중에 유사 침향, 가짜 침향이 활개를 칠 수밖에 없는 이유다. 그러다 보니 침향 거래를 둘러싼 시장도 혼란스럽기 짝이 없다. 무엇보다 유사 침향의 무분별한 범람이 침향의 가치를 훼손시키고 있다.

이러한 유사 침향, 가짜 침향에 속지 않으려면 침향에 대해 제대로 알고 있어야 한다.

침향의 학명을 둘러싼 AAR과 AML에 대해서도 확실하게 알아두는 것이 좋다. 침향의 유사품 중에서 대표적인 것이 AML이기 때문이다.

AAR과 AML 뭐기에?

AAR과 AML은 침향의 학명과 관련이 깊은 용어다. 침향의 학명은 'Aquilaria Agallocha Roxb'로 통상 AAR이라고 한다.

아킬라리아(침향목 : Aquilaria)과의 식물로 Agarwood, Agar, Aloeswood, 그리고 Aquilaria 등으로 불리기 때문이다.

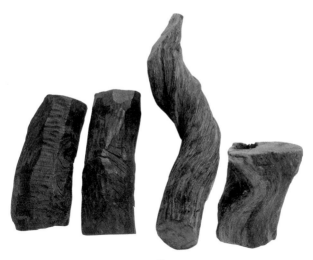
유사 침향 AML

그러다 보니 같은 아킬라리아(Aquilaria)과의 모든 식물을 침향으로 해석하는 경우도 있다.

하지만 오랜 옛날부터 유일한 침향은 AAR(Aquilaria Agallocha Roxb)만을 인정해 왔다.

그런데 문제는 AAR의 공급량이 워낙 희소하다 보니 일본, 인도, 중동 지역에서는 아킬라리아(Aquilaria)에 속하는 과의 모든 식물과 기타 식물들도 통칭하여 침향이라 일컫고 있다. 그중 대표적인 것이 바로 AML(Aquilaria Malaccen Lamk)이다.

침향의 대표적인 유사품으로 꼽히는 AML의 경우 침향을 6등급으로 구분하는 일본에서조차 AAR 다음으로 인정하는 고급 품목으로 분류하고 있어 우려를 낳고 있다.

이 같은 배경에는 AML도 AAR처럼 인도나 동남아시아가 주요 산지이고, AAR보다는 구하기가 쉽다는 이점과 무관하지 않다.

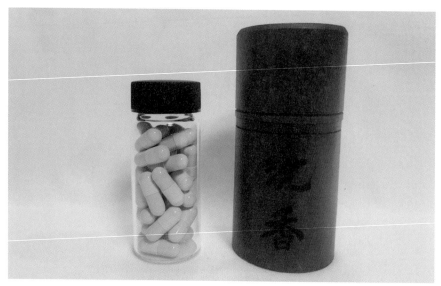
복용을 위한 캡슐제 침향

비록 AML이 침향목 아킬라리아(Aquilaria)과에 속한다 할지라도 진품 침향 AAR의 약성을 따라갈 수는 없다. 일본을 포함한 여러 나라에서 아킬라리아에 속하는 모든 식물을 침향으로 간주하는 것은 침향의 뛰어난 약성에 심각한 위협이 되고 있다.

더군다나 AML은 1994년 환경보호를 위한 워싱턴 공약에서 '국제 멸종위기동식물(CITES)'로 분류되었기 때문에 대부분 국가에서는 AML과 AML 관련 상품의 정식 교역을 금지하고 있다는 것도 알아야 한다.

다행히 AAR은 '국제멸종위기동식물' 품목으로 지정되지 않아 합법적인 무역 거래가 이루어지고 있다. 물론 공급은 미미한 수준이다.

그런데 현재 중국, 홍콩, 일본, 인도, 동남아시아, 아랍 등에서 진품 침향인 AAR은 물론 유사 침향인 AML까지 대량 교역이 이루어지고 있어 그 진위 여부를 놓고 뒷말이 무성하다.

더군다나 AML는 거래 자체가 불법이다 보니 정확한 학명조차 명기하지 않은 채 거래하는 불법도 판을 치고 있다.

지금 침향은 유사 침향, 가짜 침향의 무분별한 범람으로 진품 침향의 탁월한 약성까지 위협받고 있다. 소비자들도 보다 깐깐해져야 한다.

똑똑한 소비자가 되자!

침향의 약성이 아무리 천하제일이라 하더라도 그것은 진품 침향을 통해서만 가능한 일이다.

여러 나라에서 생산되는 침향 중에서 베트남에서 생산되는 것이 가장 수지 함량이 높은 양질의 침향으로 인정을 받고 있다. 따라서 침향을 고를 때는 어디에서 생산된 것인지 따져보는 것도 중요하다.

다만 문제는 베트남 정부에서조차 침향을 보호품목으로 지정하고 있고, 매년 시장 공급량도 엄격히 제한하기 때문에 현재는 소량의 침향만이 거래되고 있다는 점이 아쉬운 대목이다.

현재 시중에서 유사 침향, 가짜 침향이 기승을 부리고 있는 것도 이 때문이고, 제조기술 또한 날로 발달하고 있는 것도 이와 무관하지 않을 것이다.

유사 침향, 가짜 침향의 특색은 인공향료를 주입하거나 염색을 한 거라서 약효를 기대할 수 없을 뿐만 아니라 과다 복용 시 몸에 해로울 수 있으므로 소비자들의 각별한 주의가 필요하다.

08

우후죽순 침향 제품
깐깐하게 고르는 팁

영약 중의 영약으로 꼽히면서 침향을 소재로 한 제품들도 봇물을 이루고 있다. 침향 분말, 침향차, 침향공진단까지 다양한 제품이 선보이고 있다.

이런 세태를 접하면서 '부르는 게 값인 침향으로 환을 만들고, 공진단을 만들고, 차로 만들어 대중적으로 판매하는 것이 과연 가능할까?' 하는 의문도 드는 것이 사실이다.

결론적으로 말해 예나 지금이나 침향은 그렇게 대중적으로 접할 수 있는 약재는 분명 아니다. 실물을 본 사람도 드물다. 영약으로 불리는 것도 이 때문이다. 우후죽순 쏟아져 나오고 있는 침향 제품의 러시 속에는 얼마든지 숨은 내막이 있을 수도 있다는 말이다. 그렇다면 우리는 어떤 혜안을 가져야 할까?

우후죽순 쏟아져 나오고 있는 침향 제품을 똑똑하게 활용하는 지혜를 알아두자.

부르는 게 값인 침향

진품 침향은 부르는 게 값이다. 최소 거래 단위도 황금이나 보석처럼 1g 단위로 거래된다. 전 세계적으로 희귀하게 얻어지는 약재이기 때문이다. 그럴 만한 이유가 있다. 진품 침향의 약효는 수십 년에서 수백 년에 걸쳐 만들어지기 때문이다.

그 과정은 신비롭기 짝이 없다. 아열대성 교목인 침향나무는 해충이나 바이러스 혹은 물리적인 위력 등으로 나무에 상처가 생기면 나무 스스로 그 상처를 치유하기 위해 끈적끈적한 진액을 분비한다.

이렇게 분비된 진액은 상처 부위에 치유 작용을 하는 동시에 딱딱하게 굳어지면서 상처 부위를 감싸게 된다. 상처 부위에는 그렇게 단단한 보호막이 생기기 때문에 다른 어떤 부위보다도 안전해진다.

침향나무가 자기방어물질로 분비한 진액은 수십 년 혹은 수백 년 동안 굳어지면서 딱딱하고 견고한 수지 덩어리를 형성하게 된다. 이 수지 부분이 바로 약재로 쓰이는 침향이다.

그런 탓에 침향나무는 본래 가벼운 목재이지만 수지 성분의 함유 정도에 따라 물에 완전히 가라앉거나, 물속에 뜬 상태이거나, 물 위에 뜨는 성질을 갖게 된다. 침향나무의 수지 함량이 25% 이상이면 어떤 형태의 침향도 물에 가라앉는다.

이렇듯 오랜 세월 신비로운 작용으로 만들어지는 것이 침향이다. 하지만 쉽게 구할

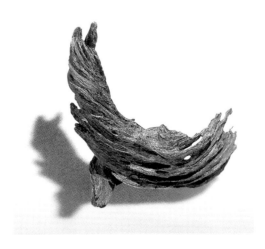

수 없는 것이 흠이다. 가격도 고가일 수밖에 없다.

이런 상황이다 보니 인공재배를 시도하는 경우도 있다. 하지만 인공재배를 한다고 해도 10~20년 정도 된 나무는 수지 함량이 낮아 약재로서의 효용 가치를 인정받지 못하고 있다.

그럼에도 불구하고 침향 관련 제품은 우후죽순 쏟아져 나오고 있다. 유사 침향, 가짜 침향이 많을 수 있는 이유다.

문제는 유사 침향, 가짜 침향의 경우 인공향료를 주입하거나 염색을 한 경우도 많아서 침향의 약효를 기대할 수 없을 뿐 아니라 과다 복용 시 해롭기까지 하다는 데 있다. 침향 제품을 고를 때는 이것저것 깐깐하게 따져봐야 하는 이유도 이 때문이다.

최고 등급 침향이라야 효과 기대

침향 제품이 판매되는 곳에서는 어김없이 침향의 뛰어난 효능을 강조한다. 침향의 효능을 알게 되면 혹하지 않을 사람도 거의 없다.

하지만 침향을 약용으로 복용할 때는 각별히 주의해야 한다. 약용으로 복용하는 경우라면 최고 등급의 침향이 아니면 침향을 주원료로 만들었다는 의의가 없다.

침향의 독보적이고 탁월한 효능은 오로지 고순도의 진품 침향에서만 나타난다. 최고 등급의 약용 침향 1g이 백만 원을 호가하는 것도 이 때문이다. 그런 침향을 약재로 썼을 때 비로소 침향이 가진 효능을 기대할 수 있다.

따라서 침향 제품을 선택할 때는 고순도 진품 침향으로 만든 것인지 꼭 따져봐야 한다. 어떻게 알 수 있을까?

진품 침향을 알아보는 것은 쉽지 않은 일이지만 적어도 두 가지 정도는 알고 있으면 도움이 된다.

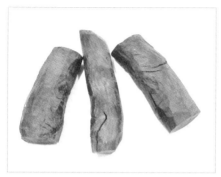

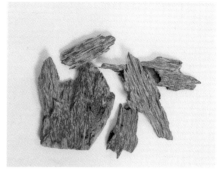

가짜 침향   색상만 비슷한 저품질의 침향들

첫째, 수지 함량이 25% 이상이어야 한다.

물에 가라앉는지 여부를 통해 판단할 수 있다. 일반적으로 수지 함량이 25%를 초과하면 덩어리, 조각, 가루 등 어떤 형태의 침향도 가라앉게 된다. 침수 여부는 침향의 등급 판단에 가장 중요한 요소가 된다. 수지 함량이 25%를 초과해야만 약용으로 복용할 수 있기 때문이다.

다만, 침수 여부가 진품 침향의 중요한 기준이 되다 보니 침수되는 목재에 인공향료를 주입하여 속이는 경우도 있으므로 이 점은 주의해야 한다.

둘째, 진품 침향은 침향 자체에서 아무런 향기도 나지 않는다.

열을 가해야만 향기가 난다. 또는 불에 태울 때 불속에서 지글지글 끓으면서 검은 연기를 내고 맹렬히 타면서 짙고 은은한 향기가 나야 진품 침향이다.

베일에 싸여 있던 침향이 대중화의 길목에 서 있다. 침향의 독보적인 효능을 생각한다면 더할 나위 없이 기쁜 일이다.

하지만 침향의 대중화가 침향의 가치를 훼손시키지 않는 방향으로 진행되기를 바라본다.

09

백약의 왕 침향
궁금증 일문일답

침향의 약성이 하나둘 알려지면서 사람들의 관심도 뜨거운 것 같다. 워낙 희귀하고 진귀한 약재이다 보니 궁금증도 많은 것 같다. 침향 관련 책도 내고 침향 박사라는 꼬리표도 얻다 보니 침향에 대해 이것 저것 물어보는 경우도 많다. 그중에서 몇 가지를 소개한다.

> **Q** 침향은 예로부터 중풍 예방의 특효약으로 전해져 내려오고 있습니다. 중풍을 예방하기 위해 활용하고 싶은데 정말 효과가 있나요?
> (춘천에서 김○○)

지금까지 밝혀진 침향의 약효는 우리 몸의 오장육부 구석구석 그 영향이 미치지 않는 곳이 없을 정도로 다양하고 광범위한 것으로 드러나고 있습니다.

특히 침향은 막힌 곳을 뚫어주는 약효가 뛰어난 약재입니다. 침향은 기혈 순환을 촉진하는 최고의 약재이기 때문입니다. 예로부터 중풍의 특효약으로 침향이 꼽히는 것도 이 때문입니다. 기혈 순환을 강력히 촉진하는 침향의 약성이 중풍을 예방하는 데도, 중풍을 치료하는 데도, 중풍 후유증을 개선하는 데도 탁월한 효과를 나타냅니다.

실제 임상에서도 중풍 예방과 치료에 있어 침향의 약성은 비교 대상이 없을 만큼 특별한 것으로 나타났습니다. 중풍 예방을 위해 침향을 활용하는 것은 큰 도움이 될 수 있다고 봅니다.

> **Q** 저는 만성 신장병으로 20여 년간 고생해 온 사람입니다. 그동안 말 못할 고통을 당해왔습니다. 치료해도 잘 낫지 않고 계속 진행되면서 이제는 혈액 투석을 생각해야 할 만큼 절체절명의 순간까지 이르렀습니다. 이럴 경우 침향을 써서 효과를 본 사람도 있다는데 정말 침향이 혈액 투석 직전의 만성 신장병 환자에게도 효과가 있을까요?
> (광주에서 황○○)

지금으로부터 40여 년 전, 전설처럼 내려오는 약재이고, 실물을 본 사람도 드물었던 침향을 연구 대상으로 삼았던 이유는 바로 신장병 때문이었습니다.

대대로 전해 내려오는 신장병 치료의 가전비방인 12씨앗요법이 있었지만 신장 기능이 70% 이상 손상된 중증 신장병 치료에는 한계가 있었습니다. 그 한계를 극복하기 위해 수많은 약재를 연구 대상으로 삼았고, 그러면서 침향의 약성에도 눈을 뜨게 되었습니다.

그때부터 지금껏 침향에 매료돼 침향을 연구 대상으로 하면서 내린 결론은 현대의학에서도 마땅한 치료약이 없는 만성 신장병에 침향은 훌륭한 대안이 될 수 있다는 것입니다.

실제 임상에서 신장병 치료의 가전비방인 12씨앗요법과 침향을 병행할 경우 혈액 투석 직전의 만성 신장병 치료에도 유의할 만한 효과를 나타냈으며, 현재로선 이런 약효를 기대할 수 있는 약재는 없다는 것입니다.

물론 침향으로 만성 신장병을 100% 치료할 수 있다는 말은 아닙니다. 하지만 현재로선 만성 신장병에 쓸 수 있는 최선의 약재는 침향이라고 감히 자부합니다.

> **Q** 침향이 좋다고 하니까 침향을 한 번 복용하고 싶어서 이것저것 알아보니 침향환도 있고, 침향분말도 있고, 침향공진단도 있고, 다양한 침향 제품이 출시되어 있던데 어떤 제품을 골라야 합니까?
> (서울에서 이○○)

옛 한의서뿐 아니라 현대의학적으로도 침향의 약성이 하나둘 드러나면서 침향의 약성에 기대를 거는 사람들도 부쩍 많아진 것 같습니다. 그러다 보니 침향 관련 제품도 다양하게 선보이고 있습니다.

하지만 침향을 복용하고자 할 때는 반드시 ▶**어디서 생산된 침향인지** ▶**어떤 등급의 침향인지** ▶**얼마만큼의 함량이 들어있는지** 정도는 꼭 체크를 해야 합니다.

침향은 워낙 진귀하고 희귀한 약재이다 보니 최소 거래 단위도 황금이나 보석처럼 1g 이하 단위입니다. 최고 등급의 침향은 1g에 수십만 원에서 수백만 원을 호가할 정도로 고가입니다.

그러다 보니 가짜 침향, 유사 침향도 극성을 부리고 있습니다. 상식적으로 100g의 침향 분말을 고작 몇십만 원에 팔고 있다면 한 번쯤 의심을 해보는 것이 좋습니다.

침향은 진품 침향이라야 비로소 뛰어난 약성을 기대할 수 있다는 것을 꼭

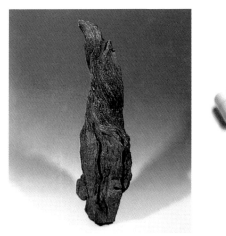
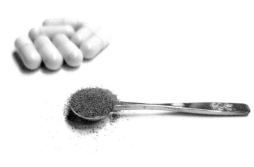

침향의 생성은 수백 년에서 수천 년간에 걸쳐 만들어지는데 우리나라에서는 생산이 안 된다. 현재 주생산지는 베트남 정도인데 베트남에서도 금수 품목으로 지정돼 있어 구하기가 쉽지 않다.

기억해야 합니다. 일반인들이 진품 침향을 구별하는 것이 쉽지는 않지만 적어도 몇 가지는 알고 있어야 합니다. 진품 침향은 물에 담갔을 때 가라앉고, 열을 가해야만 향기가 나고, 태울 때 불 속에서 지글지글 끓으면서 진한 연기를 내고, 맹렬히 타면서 침향 고유의 짙고 은은한 향기가 납니다.

Q 침향을 복용할 때 주의해야 할 점도 있습니까?
(경기도 수원에서 황○○)

신비한 약효를 지닌 침향도 분명히 약재입니다. 모든 약이 그러하듯 용법과 용량을 반드시 지켜야 합니다. 따라서 침향을 복용할 때는 반드시 전문 한의사의 진단과 처방, 지시를 따르는 것이 좋습니다.

문헌에 기록된 침향의 복용량은 보통 내복 시 0.5~1돈(1.875~3.75g)을 달여서 복용하거나 즙액이나 산제, 환제로 해서 쓴다고 했지만 가루로 직접 복용할 때 이 양은 너무 많습니다. 만약 침향 가루를 복용할 때는 0.1~0.15g

정도를 하루 양으로 하여 캡슐에 담아 복용하는 것이 가장 좋습니다.

경우에 따라서는 명현현상도 나타날 수 있습니다. 가장 대표적인 것이 장내 청소로 인한 설사입니다. 이러한 증상은 3~7일 정도 계속되며, 거의 모두에게 일어나는 정상적인 반응이니 크게 걱정할 필요는 없습니다.

다만, 오랫동안 증상의 개선이나 차도가 없이 복통이 계속된다면 전문 한의사와 상의를 하는 것이 좋습니다.

신화 속의 영물처럼 전해 내려오던 침향은 지금 대중 속으로 파고들며 새로운 국면을 맞고 있습니다. 부디 고고하면서도 독보적인 침향의 가치가 훼손되지 않으면서도 현대인의 건강한 삶에 비밀병기가 되었으면 좋겠습니다.

10

침향의 대중화
'득과 실'

세상 사람들이 침향의 진가를 새롭게 인식하기 시작한 것은 참으로 기쁜 일이다. 지금으로부터 40여 년 전 처음 침향을 접하고 임상에 써온 지도 30년 세월이 흘렀다.

그 긴 세월 동안 침향을 연구하고 임상에 활용하면서 너무도 간절히 바랐던 일은 '언젠가는 침향이 세상 사람들에게 널리 알려졌으면…' 하는 거였다.

누가 뭐래도 침향은 약재 중의 최고 약재이기 때문이다. 그 효능도 단연 최고다. 침향의 대중화가 반가울 수밖에 없다.

그럼에도 불구하고 마냥 기뻐할 수만은 없는 이유는 침향의 대중화가 초래할 득과 실이 분명 존재하기 때문이다.

왜 침향인가?

침향의 독보적이고 탁월한 효능은 대체할 만한 것이 없다. 단언컨대 침향은 약재 중 최고라 할 만하다. 대체품도 찾을 수 없을 만큼 뛰어난 약성을 나타낸다.

이러한 희소성과 특수성에 힘입어 침향은 약초의 왕 지위를 내주지 않았는지도 모른다.

사람들이 다이아몬드에 열광하는 것도 희소성 때문이다. 침향도 예외가 아니다. 어쩌면 다이아몬드보다 더 귀하고 값진 게 침향이 아닐까 싶다. 수백 년 혹은 수천 년에 걸쳐 생성되고, 그 양조차 극히 미량이기 때문이다. 희귀하게 은밀하게 극소량만 거래될 수밖에 없는 것도 이 때문이다.

한의사로서 일찍이 침향의 존재를 알게 된 것은 최고의 행운처럼 느껴진다. 침향을 알게 되면서 한의사로서 느낀 자부심은 비할 데가 없기 때문이다.

일찍이 신장병 치료에 의학적 신념을 두고 치료에 임했지만 좌절도 많았다. 백약으로 치료해도 효과를 보지 못해 낙담했을 때 침향은 구세주가 되어주기에 충분했다. 만성 신장병 환자들의 증상이 개선되는 걸 보고 침향에 감사하고 또 감사했던 기억은 숱하게 많다.

한의사로 살아온 반백 년의 세월을 돌이켜 볼 때 누가 뭐래도 침향과 함께 울고 웃었다고 할 수 있다. 이런 최고의 약재가 너무 희소해서 쉽게 구할 수 없음에 안타까워했고, 그렇게 어렵게 구한 침향이 각종 질병 치료에, 만성 신장병 치료에 기적 같은 효능을 나타낼 때 전율했다.

그렇게 수십 년 동안 침향을 주약재로 써오다 보니 어느새 침향 전문가로 불리기도 하고 자문을 구하는 사람도 많다.

최근에는 그 숫자도 많아 침향의 대중화를 실감케 한다. 침향의 탁월한 약효를 생각하면 반가운 일임에 틀림없다.

침향의 뛰어난 약성이 인류의 건강에 기여할 바는 무궁무진할 것이기 때

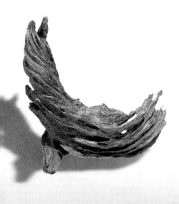
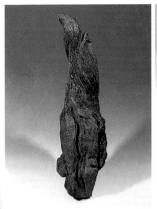
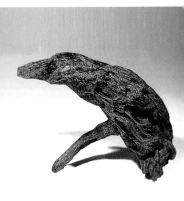

진품 침향은 아름다운 형태와 신비로움을 간직하고 있다.

문이다. 학계에서 인정하고 있는 침향의 약성만 봐도 그렇다.

침향의 뛰어난 약성 11가지

<u>첫째</u>, 위, 비장, 간장, 신장을 경유하면서 기의 순환을 원활히 하고 기가 막힌 것을 뚫어준다.

<u>둘째</u>, 각종 암의 예방과 치료에 효과적이다.

<u>셋째</u>, 간질환을 치료한다. 만성 간염, 간경화와 복수, 간과 비장이 부은 것을 치료한다.

<u>넷째</u>, 기를 중화하고 위를 따스하게 다스리며 기를 통하게 한다. 소화기관의 만성 질병인 위장병, 위하수, 위궤양, 위경련과 가슴이 답답한 증상을 치료한다.

<u>다섯째</u>, 장에 가스가 찬 경우를 치료하고 변비를 해소한다.

<u>여섯째</u>, 양기를 강화하고 허리를 따스하게 한다. 근육을 강화하고 신장질환을 치료한다.

일곱째, 풍습으로 인한 마비와 중풍, 뇌혈전, 뇌졸중, 심근경색, 협심증 등을 치료한다.

여덟째, 혈관계에 작용하여 말초신경을 개선하고 피를 맑게 한다.

아홉째, 천식, 구토를 치료하고 담을 제거한다.

열째, 허리와 무릎관절이 시리고 허약하며 통증이 있는 경우, 소변이 시원치 않고 방울방울 떨어지는 증상 등을 치료한다.

열한째, 결핵균, 이질균, 티프스균에 강력한 항균력이 있다.

이렇듯 뛰어난 침향의 약성은 아이러니하게도 침향의 대중화를 힘들게 한 최대의 걸림돌로 작용했다. 일부 특권층의 표적이 됐기 때문이다. 침향을 손에 쥔다는 것은 권력이나 높은 지위를 얻었을 때나 가능한 일이었다. 최고 권력자가 아니면 구경조차 힘들 만큼 희귀했던 것이다.

그런데 지금 침향은 새로운 국면에 접어들었다. 대중적인 상품화의 물꼬도 트였다.

당연히 우려스러운 점이 있을 수밖에 없다. 생산량은 한정돼 있는데 대중적인 상품화가 가능할까?

이 물음에 대한 답은 다들 잘 알 것이다. 소비자들이 보다 지혜로워져야 하는 것도 이 때문이다. 가짜 침향, 유사 침향에 대한 경계를 늦추지 말아야 한다.

전문가도 판별하기 쉽지 않아 어려움이 있지만 진품 침향에 대한 안목을 키워야 한다. 침향은 충분히 그럴 만한 가치가 있는 약재이기 때문이다.

가짜 침향, 유사 침향의 특징

1 아킬라리아(Aquilaria)과의 모든 식물을 침향으로 보지만 오랜 옛날부터 유일한 침향은 AAR(Aquilaria Agallocha Roxb)이고, AML(Aquilaria Malaccen Lamk)은 유사

침향에 속하므로 복용을 금한다.

2 연소도 시키기 전에 덩어리에서 향기를 맡을 수 있다.

3 연소를 시켜도 짙은 연기가 나지 않고 기름이 끓는 현상도 볼 수 없다.

4 연소를 시키면 향기가 몹시 맵고 화장품 같은 인공향이 나온다.

5 밀폐된 공간에서 태우면 냄새와 함께 두통을 일으키게 된다.

6 외관상으로 볼 때는 많은 수지를 함유하고 있지만 침수가 되지 않는다.

7 물에 넣었을 경우 흑색 및 기타 염료가 흘러나온다.

8 침향 덩어리를 만졌을 때 손에 기름이나 염료가 묻는다.

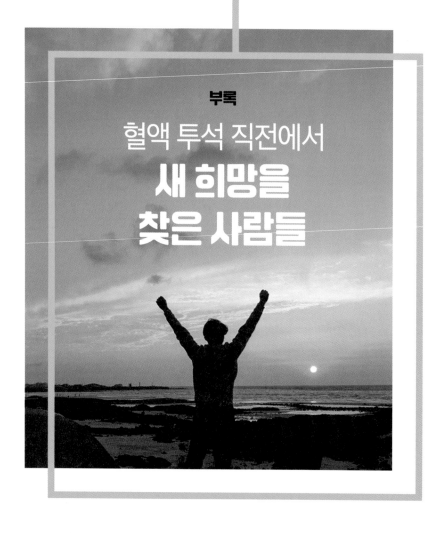

부록

혈액 투석 직전에서
새 희망을
찾은 사람들

40여 년 동안 잘 낫지 않는 신장병 환자들을 치료하면서 간절히 바랐던 것은 단 하나였다. '단 한 사람이라도 신장병의 긴 터널에서 빠져나오는 계기가 됐으면…'했다.

그런 바람이 통했는지 혈액 투석을 앞둔 만성 신부전 환자가 혈액 투석을 안 하게 된 경우도 있었고, 만성 신부전증이 4개월 치료로 좋아진 경우도 있었다.

수많은 신장병 환자와 울고 웃으면서 보낸 40여 년 임상에서 아직도 생생한 기억으로 남아있는 임상 사례를 소개한다.

혈액 투석만은
피하고 싶은데
방법이 있나요?

경남 창원에 사는 김○○ 씨(60세, 남자)는 신장병을 12년째 앓고 있는 중이라고 했다.

이제는 신장 기능이 20% 정도밖에 남아있지 않은 상태라고 했다.

병원에서는 혈액 투석을 준비해야 한다는 말까지 들었다고 했다.

그동안 병원 치료를 꾸준히 받았는데 결국 혈액 투석을 해야 하는 지금의 상황이 너무도 절망스럽다고도 했다.

그러면서 궁금해 한 것은 지금이라도 혈액 투석을 하지 않을 방법이 있는지를 물어왔다. 이럴 경우 어떻게 해야 할까?

투석 직전이라도 희망은 있다!

투석은 모두가 두려워하는 신장병의 종착지다. 신장 기능이 80~90% 이상 망가져서 더 이상 신장 기능을 기대할 수 없을 때 하는 치료법이기 때문이다.

신장 기능이 10% 이하로 떨어지면 어떤 치료도 소용없게 되면서 신장의 기능을 대신할 수 있는 다른 방법을 찾아야 한다. 그것이 바로 투석이다. 혈액 투석이고 복막 투석이다.

사정이 이렇다 보니 신장병 환자에게 투석은 시시각각 다가오는 죽음의 분침소리처럼 들린다. 어떻게든 피하고 싶어 한다.

하지만 한 번 손상된 신장 기능을 다시 회복하기는 쉽지 않다. 현대의학에서조차 한 번 나빠진 신장은 원상회복이 되지 않는다고 본다. 그렇다면 꼼짝없이 투석을 받을 수밖에 없을까?

결론적으로 말해 신장 기능이 20% 정도 남아 있는 상태라면 아직 희망을 버리지 않아도 되는 시점이라고 말하고 싶다.

신장 기능이 더 이상 나빠지지 않게 하거나, 경우에 따라서는 어느 정도 회복하는 경우도 있을 수 있다.

실제 임상에서도 말기 신부전증으로 이미 병원에서 투석을 하지 않으면 위험하다는 판정을 받은 환자가 내원한 적이 있었다. 그 환자는 어떻게든 투석만은 받고 싶지 않다면서 현상 유지만이라도 해달라고 간곡히 부탁했다.

이 환자에게 신장병을 치료하는 한약 처방인 12씨앗요법과 침향을 활용해 2년 정도 치료했는데 좋은 결과로 이어졌다. 투석의 기준이 되는 크레아티닌 수치가 낮아져 투석을 하지 않았다.

심지어 복막 투석 중이던 75세 남자 환자는 피로가 심하고 컨디션도 안 좋다며 2년 6개월 동안 12씨앗요법과 침향을 병행한 한방치료를 했는데 병원 검사에서 신장 수치가 모두 정상으로 나오는 기적 같은 일도 있었다.

한 번 나빠진 신장은 결코 원상회복이 되지 않는다는 말은 100% 진실이 아니다. 현대의학치료와 한방치료를 적절히 활용하면 만성 신장병 치료율도 훨씬 더 높일 수 있다.

편견을 버리면 신장병 치료도 희망적!

신장병이 무서운 것은 현재로선 뚜렷한 치료 방법이나 특별한 치료 약이 없다는 것이다. 그렇기 때문에 신장병은 일단 발병하면 계속해서 진행형으로 악화되기 일쑤다. 결국 그 종착지는 투석이고, 이때는 백약이 무효요, 어떤 치료법도 소용이 없다.

신장병은 그렇게 되기 전에 적극적인 치료를 하는 것이 무엇보다 중요하다.

아무리 치료가 잘 안 되는 신장병이라도 초기부터 적절한 치료를 한다면 그만큼 치료 효과가 좋기 때문이다.

특히 신장병 초기부터 양·한방 협진 치료를 한다면 신장병의 치료 효과를 월등히 높이는 비결이 될 수 있다. 이는 40여 년 동안 신장병을 치료해 오면서 내린 결론이다.

실제 임상에서도 양·한방 협진 치료를 한 경우 상호 보완적인 기능을 하면서 신장병 환자의 고통을 덜어주는 데 크게 도움이 되었다.

신장병 치료에 널리 활용하는 한약 처방은 크게 두 가지다. 12씨앗요법과 침향이다.

신장병 초기나 중기라면 12씨앗요법만으로도 50~70% 이상의 치료율을 나타내는 경우가 많다.

하지만 말기 신장병일 때는 12씨앗요법과 침향을 병행해서 써야 치료율을 높일 수 있다.

신장병을 치료하는 12씨앗요법이나 침향은 모두 인체에 부작용이나 독성이 없고 혈액순환이나 신진대사는 물론 몸속 수분대사 장애까지 개선해

주면서 잘 낫지 않는 신장병 치료에 도움이 된다.

그런데 신장병에 한약은 절대 안 된다는 뿌리 깊은 편견은 신장병 환자들의 고통을 가중시키고 있다. 제대로만 진료를 하고 치료를 한다면 한방은 다른 어떤 치료보다도 훨씬 더 안전하고 치료 효과도 높은 편이다.

결코 쉽지 않은 병이 신장병이다. 날로 신장병 환자는 급증하고 있는데 확실한 치료법이 없어 환자도 의료진도 힘든 상황이다.

이런 현실에서 양방이든 한방이든 모든 의학계가 서로 협력해서 하루빨리 좋은 치료 해법을 내놓았으면 하는 마음 간절하다.

혈액 투석을 앞둔 만성 신부전증 환자가 기사회생한 사연

경기도 광주에 사는 송○○ 씨가 내원한 것은 2014년 12월12일이었다. 당시 65세였던 그는 당뇨병을 20년간 앓고 있었다. 그 후유증으로 혈압도 높았고 부종도 심했다. 전립선비대증도 앓고 있었고, 수전증도 심한 상태였다. 그가 병원에서 받은 병명은 당뇨 합병증으로 인한 만성 신부전증이었다.

그동안 병원 신장내과에서 꾸준히 치료를 받았다고 했다. 그런데 결국 우려하던 일이 벌어지고 말았다며 너무도 속상해 했다. 주치의가 6개월 후부터 혈액 투석 준비 단계가 될 것 같다고 했다는 거였다.

송○○ 씨는 "너무도 불안하고 두렵다."며 "혈액 투석을 안 할 수 있는 방법이 없냐?"고 물었다.

우선 다니던 병원에서 검사한 진단 소견서부터 살펴봤다. 혈압은 160/100으로 높았고, 요단백은 3+, 요잠혈은 (±)로 돼 있었다. 크레아티닌 수치는 2014년 10월 31일 1.1mg/dl이었는데, 12월 2일 검사에서는 2.4까지 높아진 상태라고 구두로 말했다.

이럴 경우 한방적인 치료도 까다롭기는 마찬가지다. 당뇨와 고혈압 문제도 함께 얽혀 있기 때문이다. 또 병기가 너무 오랫동안 진행돼 왔다는 것도 치료를 어렵게 할 수 있는 요인이 될 수 있었다.

12씨앗요법에 침향을 접목하다!

중증으로 진행된 만성 신장병의 경우는 치료가 쉽지 않다. 제발 신장병 초기에 치료를 서둘러야 한다고 강조하는 이유다. 신장병 초기라면 그동안 신장병 치료에 널리 써온 가전비방인 '12씨앗요법' 단독으로도 얼마든

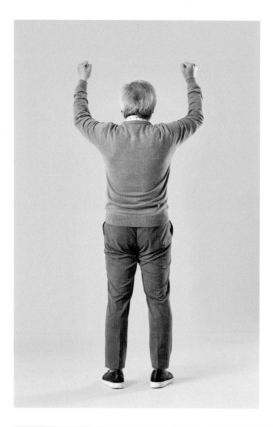

지 좋은 효과를 볼 수 있다. 여기서 말하는 12씨앗요법은 오미자, 토사자, 구기자, 공사인, 나복자 등 12가지 씨앗 약재를 각각의 법제 과정을 거쳐 과립으로 만든 약을 말한다. 그동안의 수많은 임상에서 신장병이 초기 상태라면 12씨앗요법 단독 치료만으로도 60~70% 이상 치료 효과를 확인할 수 있었다.

그러나 중기나 말기로 진행된 만성 신부전증의 경우 12씨앗요법 단독으로는 만

족스런 결과를 기대하기 힘들 때가 많다. 송○○ 씨의 경우도 병이 너무 만성화되었고, 당뇨와 고혈압까지 함께 있어서 12씨앗요법에 침향을 접목하는 방법으로 치료를 시작했다. 신장병이 중기나 말기로 진행되었을 때 유일하게 효과를 볼 수 있는 방법이 바로 침향이기 때문이다.

중증 신장병에 씨앗요법과 침향을 병행 투약하면 증상이 완화되는 시간 단축은 물론 치료율도 월등히 끌어올리는 효과가 있다.

그것은 침향이 예나 지금이나 최고의 약성으로 주목받고 있는 신비의 약재라는 사실과 무관하지 않다. 침향은 수많은 약재 중에서 최고로 꼽을 만큼 희귀하면서도 탁월한 효능을 갖고 있다.

중증으로 진행된 만성 신장병 치료에 침향은 명성만큼이나 드라마틱한 약성을 나타낸다. 송○○ 씨의 경우도 12씨앗요법과 침향을 병행 투약하면서 좋은 치료 효과가 나타났던 경우다.

7개월 만에 크레아티닌 수치 '0.8'

12씨앗요법과 침향을 병행 투약하면서 2~3개월 치료했을 때 병원에 가서 혈액검사를 받아볼 것을 권했지만 송○○ 씨는 차일피일 미뤘다. 아마도 혈액 투석만은 어떻게든 피하고 싶은 마음의 발로였을 것이다.

하지만 이럴 경우 치료 플랜을 짜기가 까다로워진다. 치료 전 검사 결과와 치료 후 검사 결과지를 비교 검토하면서 치료 방향을 설정하면 보다 효과적인 치료가 가능하기 때문이다.

결국 치료를 시작한 지 7개월째, 특단의 조치를 내렸다. 혈액검사 결과지가 없다면 더 이상 치료를 진행할 수 없다고 했더니 그제야 혈액검사를 하기에 이르렀다.

그 결과에 송○○ 씨는 믿을 수 없다는 반응을 보였다. 치료를 시작한 지

7개월 만에 받아본 혈액검사에서 크레아티닌 수치가 0.8로 나왔기 때문이었다. 의사가 정상이라는 말도 했다고 했다.

6개월 후 혈액 투석을 준비해야 한다는 말까지 들었던 송○○ 씨는 믿기지 않아 다음 달 다른 병원에 가서 또다시 혈액검사를 했다고도 했다. 2015년 9월 1일 진행된 혈액검사 결과 역시 크레아티닌 수치는 0.8로 나왔다.

그 후에도 송○○ 씨는 꾸준히 치료를 계속했다. 비록 정상 수치여도 3개월마다 체크하여 연속 3회 이상 정상 수치로 나왔을 때 비로소 치료를 종결하기 때문이다.

송○○ 씨는 크레아티닌 수치가 정상이라는 말에 크게 고무돼 치료에 열심히 임했다. 식이요법도 철저히 실천하면서 열과 성을 다했다.

그런 덕분에 2016년 11월 21일 모든 치료를 종결할 수 있었고, 12월 1일 혈액검사 결과 크레아티닌 수치는 0.8로 정상이었다. 그렇게 해서 모든 치료가 끝났다.

그 후 1년쯤 지나 2017년 10월 23일 오랜만에 송○○ 씨가 근황을 알려왔는데 병원검사에서 크레아티닌 수치가 0.94로 완전히 정상이 되었다며 기뻐했다.

신장병 진단을 받으면 하루하루 두고 볼 것이 아니라 적극적인 치료를 꼭 해야 한다.

만성 신부전증이
4개월 치료로
좋아진 사연

대부분의 질병이 그렇듯 신장병도 초기에 알아채기 쉽지 않다. 좀체 자각 증세를 드러내지 않기 때문이다. 신장 기능이 20~30% 감소되어도 임상적으로는 큰 변화를 느낄 수 없다. 소변에 문제가 생기고 얼굴이 붓고 할 때는 이미 중증으로 진행됐다는 신호일 수 있다.

2020년 4월 9일 내원한 경기도 성남시에 사는 박○○ 씨(65세, 남자)도 신장병인 줄 까맣게 모르고 있다가 만성 신증후군으로 진행된 다음에야 발견한 경우였다.

2020년 3월 S병원에서 정밀검사와 조직검사를 통해 만성미세변화 사구체신증 및 만성 신증후군으로 진단을 받고 치료를 시작한 환자였다.

문제는 각종 신장 수치가 너무 안 좋고 부종도 심해 이뇨제와 스테로이드를 병행 투약 중이었다.

그런 상황에서 지인의 소개로 한방치료도 해보겠다며 찾아온 케이스였다. 신장병 책을 읽고 인터넷 검색도 하면서 만성 신장병은 현대의학적 치료를 해도 한계가 있다는 걸 잘 알고 있었다.

사실 신장병 치료를 시작할 때부터 한방치료에 관심을 갖기란 쉽지 않은 일이다. 아직도 많은 사람들이 신장병에 한약은 독이 된다고 생각하기 때문이다.

그런데 박○○ 씨는 만성 신증후군 진단을 받고 치료를 시작한 초기부터 한방치료를 해볼 결심을 한 경우여서 각별한 정성을 쏟을 수밖에 없었다. 그런 덕분인지 치료를 시작한 지 4개월 만에 환자도 의료진도 모두가 만족할 만한 치료 효과가 나타나 지금도 생생한 기억으로 남아 있다.

2020년 4월 9일 내원했을 때…

박○○ 씨의 각종 신장 수치는 너무 안 좋았다. 초진 당시 혈압은 120/70으로 정상범위였지만 다른 수치는 모두 최고 수치를 나타냈다.

소변 내 단백질로 사구체의 기능을 판단하는 중요한 잣대인 요단백은 ++++(4+)로 정상인 -에 비해 최고 수치인 4+였다.

소변 내 혈액으로 체내에서 걸러지지 못하여 발생하는 요잠혈도 +++(3+)로 정상인 -에 비해 월등히 높은 수치였다.

병원에서 검사한 혈액검사 결과지도 마찬가지였다. 혈액 내 잔류 단백질을 의미하면서 신장 기능 상실의 중요한 지표가 되는 크레아티닌(C.R) 수치는 2.37로 정상 수치인 0.6~1.3mg/dl보다 월등히 높았다.

소변 내 질소 함유량을 나타내면서 신장 기능 상실의 중요한 지표로 쓰이는 요소질소(BUN)도 56으로 정상 수치인 10~26mg/dl보다 많이 높았다.

소변의 산성도를 나타내는 요산(U.A)도 8.0으로 정상 수치인 3~7mg/dl보다 훨씬 높았다. 특히 포도당 수치는 135로 당뇨 초기로 판단되었다.

2020년 3월 병원에서 만성 신증후군 진단을 받고 이뇨제와 스테로이드

제를 처방받아 복용 중이었는데 기계진찰, 맥진, 소변검사, 문진까지 다한 결과 치료가 쉽지 않겠다는 생각도 솔직히 들었다. 각종 신장 수치가 모두 최고 수치라는 게 마음에 걸렸다. 게다가 신경도 예민한 편이었고, 야윈 체질에, 급한 성격, 수면의 질도 좋지 않았다.

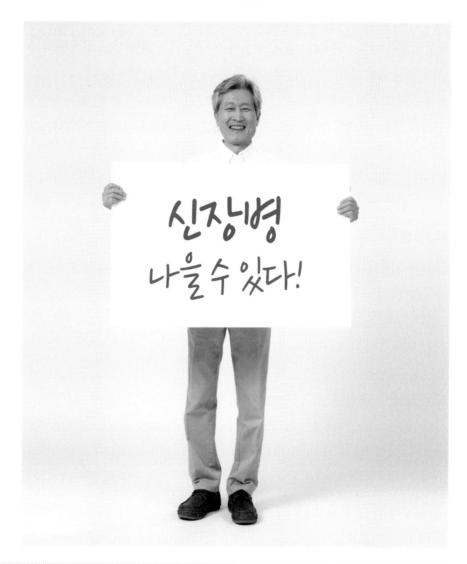

이럴 경우는 우선 신장 수치부터 낮추는 것이 급선무다. 환자 입장에서는 정말 치료될 수 있는지가 가장 궁금하겠지만 확답을 드리지 못하는 경우도 더러 있다.

이 환자에게도 이 점을 충분히 이해시키고 신장 수치를 낮추는 치료부터 시작했다. 요단백이나 요잠혈은 만성 신장병을 치료하는 가전비방인 12 씨앗요법과 약성이 뛰어난 침향을 병행해 쓰면 1~2개월 치료로도 수치가 좋아진다. 침향의 약성을 높이면 효과는 더 극적으로 나타난다.

하지만 크레아티닌 수치가 높을 경우는 4개월 이상 꾸준히 치료해야 효과가 나타나는 편이다. 간혹 치료 기간 중에 크레아티닌 수치가 높아지는 경우도 있는데 그럴 경우에는 약재 비율을 조정해서 대처해야 하는 등 어려운 점도 있다.

치료 4개월 만에 놀라운 변화

처음 우려와 달리 박○○ 씨는 치료를 시작하자마자 효과가 바로 나타나 놀라게 한 케이스였다.

2020년 4월 9일 치료가 시작됐는데 1개월 치료가 채 끝나기도 전인 4월 21일 병원검사에서 크레아티닌(C.R)은 0.95로 정상 수치 범주로 떨어졌고, 요소질소(BUN)도 22로 정상 수치에 속했으며, 요산(U.A)도 5.4로 정상 수치 범위 내였고, 사구체 여과율도 79.1로 좋아졌다.

환자에게는 일시적인 변화일 수 있다며 진정을 시켰지만 5월 5일 두 번째 진료에서도 놀라운 결과는 이어졌다.

최고로 검출되던 요단백과 요잠혈은 모두 음성(-)으로 나타나 정상이 됐다. 진료 전날 병원에서 검사한 결과지에서도 각종 신장 수치는 정상 수치를 기록했다.

크레아티닌(C.R) 0.76으로 정상, 요소질소(BUN) 15로 정상, 요산(U.A) 3.9로 정상, 헤모글로빈(H.B) 12.5로 정상, 사구체 여과율 102.3으로 정상 수치를 나타냈던 것이다.

이 같은 변화는 7월 9일 병원검사 결과지에서도 마찬가지였다. 크레아티닌(C.R) 0.71로 정상, 요소질소 (BUN) 11로 정상, 요산(U.A) 4.2로 정상, 헤모글로빈(H.B) 13.3으로 정상, 사구체 여과율 107.2로 만족할 만한 결과를 나타냈다.

3회 이상 모든 항목에서 각종 신장 수치가 정상 수치를 나타내면 치료를 마무리하기 때문에 박○○ 씨도 4개월 만에 치료를 종결했다.

너무도 치료 효과가 빨리 나타나 많이 놀랐지만 9월 18일 보내온 병원검사 결과지를 보고 마음껏 기뻐할 수가 있었다.

C.R 0.70 / BUN 10.5 / U.A 4.8 등 각종 신장 수치가 모두 정상을 나타내고 있었기 때문이다.

박○○ 씨를 치료하면서 다시 한 번 깨달은 점은 비록 만성 신부전증일지라도 치료 초기부터 한방치료를 병행하면 치료 시기를 단축할 수 있고, 치료 효과도 얼마든지 높일 수 있다는 것이다. 그래서 바라본다. 앞으로 양·한방 협진을 통해서 잘 낫지 않는 만성 신장병 치료에도 새 지평이 열렸으면….

만성 신부전증 환자의 크레아티닌 수치가 정상 수치로 된 사연

신장병은 참 고약한 병이다. 다들 그 위험성에 대해 잘 모르고 있지만 너무도 치료가 까다로운 병이다. 많은 환자가 서서히 악화하는 과정을 겪으면서 결국 사지로 내몰리기 때문이다.

2020년 8월, 경북 구미에서 왔다는 이○○ 씨(당시 57세, 남자)는 내원 당시 좌측 신장 기능은 완전히 상실된 상태였고, 우측 신장도 만성 신부전증 상태여서 너무나 안타까운 상황이었다. 더 이상 신장 기능이 상실되는 것을 막고 싶다면서 한방치료를 시작했던 이○○ 씨는 결국 치료를 시작한 지 2년 만에 뜻한 바를 이루었다.

신장 기능의 주요 지표로 활용하는 크레아티닌(C.R) 수치가 정상으로 회복되면서 치료를 마무리할 수 있었기 때문이다.

신장과 요로에 결석이 생기면서…

만성 신부전증으로 내원한 이○○ 씨의 고통은 10여 년 전 신장과 요로에 결석이 발견된 것과 무관하지 않았다.

결국 2017년 좌우 신장에 초음파 시술을 했는데 이때 좌측 신장이 수신증으로 기능이 완전히 상실되어버렸다고 했다.

참고로 수신증이란 신장에서 만들어진 소변이 모이는 곳인 신우에 소변이 과다하게 모여 확장된 상태를 말한다. 콩팥이 부었다고 할 수 있다.

설상가상 우측 신장도 역시 확장된 상태였고, 부종도 동반한 만성 신부전 진단을 받은 상태에서 한방치료를 해보고 싶다며 찾아왔다.

내원할 당시 병원에서 받은 검사 기록지도 함께 갖고 왔는데, 혈압은 150/90으로 다소 높은 편이었고, 요단백과 혈뇨는 ±(트레이스)로 정상범위였다. 하지만 크레아티닌(C.R) 수치는 1.64로 정상 수치(0.6~1.3mg/dl)보다 많이 높았다. 그래서인지 이○○ 씨는 크레아티닌 수치가 정상으로 회복될 수 있는지 묻고 또 물었다.

롤러코스터를 타면서 비로소 정상 수치로~

크레아티닌 수치는 신장병의 치료 효과를 가늠할 수 있는 지표라고 해도 과언이 아니다. 크레아티닌은 혈액 내 잔류 단백질을 말하는데 크레아티닌 수치가 높다는 것은 콩팥의 여과 기능이 감소하였음을 의미하기 때문이다. 이○○ 씨도 크레아티닌 수치가 잡히지 않아 애를 먹고 있었다.

크레아티닌 수치를 정상 수치로 회복하는 데 한방치료는 부작용 없이 효과를 볼 수 있는 방법이라 자부한다. 이때 활용하는 처방은 두 가지다. 12씨앗요법과 침향이다.

12씨앗요법은 대대로 전해 내려오는 가전비방으로 신장병 치료 목적으로 개발된 한약 처방이다. 12가지 씨앗 약재를 배합하여 만든 과립으로, 신장병 초기와 중기에 쓰면 임상에서 좋은 효과를 나타낸다.

침향은 만성 신장병이나 말기 신부전증일 때 최후의 보루처럼 쓸 수 있는 약이다. 워낙 고가이고 진품은 구하기도 쉽지 않지만 만성 신장병 치료에 침향을 활용하면 면역력이나 저항력을 크게 높여 신장 기능 회복에 큰 도움이 된다.

이○○ 씨의 경우는 하나 남은 신장 기능이 더 이상 나빠지는 것을 막는 것이 급선무였으므로 5개월 동안은 12씨앗요법과 침향을 함께 쓰는 전략을 썼다.

2020년 8월 8일 1차 처방을 했다. 그런데 8월 18일 병원 진료일이어서 혈액검사를 했는데 크레아티닌 수치가 1.84로 나왔다며 불안해했다.

신장병에 한약을 먹으면 안 된다는 말도 숱하게 들어온 터라 조금의 이상 반응이 나타나면 대부분 즉각적인 반응을 하기도 한다.

다행히 이○○ 씨는 한방치료를 계속하겠다고 했고, 그 고비를 넘기자 치료는 비교적 순조롭게 진행됐다.

2020년 10월 병원검사에서 크레아티닌 수치는 1.39로 정상 수치에 가까웠다.

2020년 11월 병원검사에서 크레아티닌 수치는 1.30으로 정상 수치가 됐다.

그런데 2020년 12월 병원검사에서 크레아티닌 수치가 갑자기 1.48로 높아졌다. 알고 보니 돌발 변수가 있었다. 코로나19 백신 접종을 한 후였다. 신장병 환자들은 코로나19 백신의 영향으로 악화하는 사례가 많았다. 이 같은 변수가 생겼을 때는 한두 달 정도 치료를 계속해서 상태가 계속 나빠지면 치료를 중단하는 것이 옳지만 그렇지 않고 일시적인 현상일 때는 치료를 이어가는 것이 좋다.

이○○ 씨는 코로나 백신의 영향으로 일시적인 현상일 수 있다고 설명하자 치료를 계속하겠다고 했다.

그러자 한 달 만에 크레아티닌 수치는 회복세를 보였다. 2021년 1월 16일 병원검사에서 크레아티닌 수치는 1.36으로 나왔다.

이렇듯 만성 신부전증을 치료하는 과정에서 돌발 변수는 참으로 많다. 감기약 하나로도 각종 신장 수치가 널뛰기를 할 수 있고, 스트레스나 식이요법에도 민감한 반응을 나타내기도 한다.

이○○ 씨도 갑상선 호르몬제를 복용하게 되면서 크레아티닌 수치가 1.28에서 1.36으로 다소 높아지기도 했고, 식이요법을 등한시하면서 크레아티닌 수치가 1.28에서 1.40까지 올라가기도 했다.

그런 과정을 거치면서 이○○ 씨도 일희일비하지 않고 철저한 식이요법과 꾸준히 치료에 매진하는 태도를 보였다.

그런 노력이 통했는지 2021년 7월부터 2022년 7월까지 1년 동안 병원에서 검사한 크레아티닌 수치는 정상 수치를 유지했다.

2021년 7월 1.22, 2022년 1월 1.31, 2022년 2월 1.26, 2022년 3월 1.23, 2022년 7월 1.2로 나와 비로소 치료를 마무리했다.

롤러코스터를 타듯 아슬아슬한 상황이 몇 번이나 이어졌지만 뚝심 있게 치료에 임해준 이○○ 씨에게 고마운 마음이 크다.

당뇨가 부른
만성 신부전증에서
정상으로 회복된 사연

오랫동안 당뇨를 앓고 있거나 오랫동안 고혈압을 앓고 있을 경우 만성 신부전증을 각별히 조심해야 한다.

'당뇨나 고혈압이 만성 신장병과 무슨 상관이야?' 싶겠지만 만성 신부전증을 유발하는 60~70%의 주범이 바로 당뇨병과 고혈압이다.

당뇨나 고혈압을 오래 앓으면서 혈당 관리, 혈압 관리를 제대로 하지 않을 경우 혈관을 망가뜨린다. 작은 혈관인 모세혈관은 직격탄을 맞는다. 신장의 기능을 좌우하는 사구체는 작은 모세혈관 덩어리다. 수많은 모세혈관이 뭉쳐 있다고 할 수 있다.

따라서 혈당이 높거나 혈압이 높으면 사구체 혈관이 손상되면서 단백뇨가 나오고 몸도 붓게 된다. 결국 만성 신부전증, 말기 신부전증으로 진행되면서 생명까지 위협하게 된다.

2017년 5월 내원한 박○○(74세, 남자) 씨도 당뇨병을 오랫동안 앓으면서 합병증으로 만성 신부전증을 앓고 있는 경우였다.

일반내과와 병원에서 오랫동안 치료를 하였으나 신장 기능이 점점 나빠지기만 하자 더 이상 두고 볼 수 없다며 찾아온 케이스였다.

인터넷 검색을 하면서 한방치료를 통해서도 신장병을 치료할 수 있다는 것을 알게 됐다며 정말 나을 수 있는지 묻고 또 물었다.

결국 이 환자는 그토록 바라던 바를 이뤘다. 치료를 시작한 지 2년이 채 안 되어 신장 수치가 모두 정상으로 돌아왔기 때문이다.

당뇨병일 때 신장이 망가지는 이유

혈당 조절이 안 되는 것이 당뇨병이다. 그런데 당뇨병이 오래되면 만성 신장병이 발생하는 고위험군이 된다. 만성 신장병을 유발하는 원인 질환 중 48%를 차지할 만큼 압도적인 1위 질환이 바로 당뇨병이다. 당뇨병이 신장병을 유발하는 이유는 뭘까?

당뇨병은 혈당이 높은 상태인데 높은 혈당은 우리 몸의 여러 장기에 손상을 초래할 수 있다. 특히 신장과 심장, 혈관, 신경에 손상을 초래하는 경우가 많다.

혈당이 높은 상태로 유지될 경우 신장 기능을 손상시키는 데는 이유가 있다. 신장 기능을 좌우하는 것은 사구체다. 사구체는 신장에서 혈액을 걸러 노폐물을 제거하는 여과기의 역할을 한다.

이러한 사구체는 모세혈관 덩어리다. 작은 혈관 뭉치라 할 수 있다. 당뇨병의 기본적인 병리는 혈관이 망가지는 것이다. 작은 혈관이 주로 망가진다. 당뇨병일 경우 사구체가 직격탄을 받을 수밖에 없는 이유다.

실제로 당뇨병을 오래 앓을 경우 신장의 사구체 혈관도 엉켜 있으면서 여과기 기능을 못 하는 경우가 많다.

혈당 수치가 높으면 신장에서 배설물을 거르는 아주 가는 모세혈관 덩어리인 사구체에 지속적인 압박을 가하기 때문에 신장 기능을 망가뜨리는 것이다. 당뇨병과 신장병은 동전의 양면처럼 맞닿아 있으면서 악영향을 미친다.

부산 연제구에 사는 박○○ 씨의 경우도 당뇨 합병증으로 생긴 만성 신부전증을 치료할 수 있느냐며 찾아온 경우였다.

2017년 5월 17일 박○○ 씨가 내원하면서 갖고 온 병원 검사지에는 ▶혈압 110/70 ▶요단백 (1+) ▶요잠혈 경미한 상태 ▶크레아티닌(C.R) 1.96 ▶요소질소(BUN) 34 ▶요산(U.A) 10.8 ▶헤모글로빈(H.B) 12.9 ▶ 글루코스(Glucese) 141로 기록돼 있었다.

2개월 전에는 협심증으로 스텐트 2개를 삽입하는 시술을 받았고, 피로를 느낄 때가 종종 있다고 했으며, 부종도 있었다.

이상을 종합해 볼 때 박○○ 씨는 당뇨병성 만성 신부전증으로 볼 수 있었다. 이럴 경우는 원인 질환인 당뇨병을 관리하지 않고는 결코 좋은 결과를 기대할 수 없다. 가능한 싱겁게 먹어야 하고, 고단백질을 피해야 하며, 꾸준히 운동도 해야 한다.

12씨앗요법과 침향을 병행 치료했더니…

박○○ 씨처럼 당뇨병성 만성 신부전증일 때 혈당 관리를 기본으로 하면서 만성 신장병을 치료하는 한약 처방인 12씨앗요법과 천하의 명약인 침향을 병행 투약하면 치료 효과도 우수하고 치료 기간도 단축시킬 수 있다.

12가지 씨앗 약재를 각각 법제 과정을 거쳐 과립으로 만든 12씨앗요법은 부작용이나 독성이 전혀 없고, 간이나 위장에도 이로운 약이어서 신장병 치료에서 기본으로 쓰는 처방이다. 신장병 초기나 중기라면 12씨앗요법만으로 70% 이상 치료 효과를 나타낸다.

하지만 박○○ 씨처럼 당뇨병이라는 기저질환이 있고, 만성 신부전증일 때는 신장 기능이 많이 상실돼 있고, 면역력이나 저항력도 크게 저하돼 있다.

이럴 경우에 쓸 수 있는 약재가 바로 침향이다. 신장병이 만성으로 진행된 경우 침향을 병행해서 쓰면 몸의 면역력이나 저항력을 크게 높여 신장 기능 회복에 도움이 된다.

박○○ 씨에게도 12씨앗요법과 침향을 병행해서 치료를 시작했고, 치료 1개월 만인 6월 13일 병원에서 검사한 결과지에 적잖은 변화가 있었다.

▶C.R 1.45 ▶BUN 14 ▶U.A 6.5 ▶H.B 11.7로 짧은 기간에 획기적으로 좋아진 결과가 나타났던 것이다.

시행착오 후에 드디어…

1개월 치료로 각종 수치가 좋아지자 박○○ 씨는 크게 고무됐다. 하지만 또다시 1개월 치료 후 받아본 병원검사 결과지에는 적잖이 실망스러워 했다.

▶C.R 1.57 ▶BUN 20 ▶U.A 7.8 ▶H.B 12.1로 전반적인 수치가 모두 올라가 있었기 때문이었다.

박○○ 씨는 "1개월 치료로 수치가 좋아지자 마음이 다소 해이해져 음식도 이것저것 가리지 않고 먹었더니 수치가 오른 것 같다."며 속상해 했다.

이 일은 박○○ 씨가 마음을 다잡는 계기가 되었다. 약을 복용하면서 식이요법도 철저히 따라줬고, 신장병 환자들이 조심해야 할 사항들도 잘 지켜주었다.

그런 노력이 통했는지 치료를 시작한 지 6개월 만인 11월 17일 병원에서 검사한 결과지에는 모두가 만족할 만한 수치가 기록돼 있었다.

▶C.R 1.4 ▶BUN 23.3 ▶H.B 13.6 ▶Glucose(글루코스, 포도당) 91로 표기돼 있었던 것이다.

모든 수치가 정상으로 회복된 좋은 신호였지만 이럴 경우에도 한 달 정도는 더 치료를 하면서 추이를 살펴봐야 한다.

드디어 치료를 시작한 지 7개월째인 12월 20일, 또다시 병원에 가서 검사를 한 결과지를 보고 비로소 집중치료를 마무리했다.

▶C.R 1.4 ▶BUN 21.0 ▶U.A 6.3 ▶H.B 13.7로 나타나 모든 수치가 정상으로 회복돼 있었기 때문이었다.

이로써 박○○ 씨의 치료는 끝이 났지만 보다 더 안정적인 수치를 원했던 박○○ 씨는 그 후에도 몇 차례 약을 추가해서 복용했다.

그렇게 1년 정도 지난 2019년 1월 10일, 박○○ 씨가 병원에서 검사한 결과지를 보내왔는데 다음과 같이 기록돼 있었다.

2018년 4월 24일
▶C.R 1.28 ▶BUN 18 ▶U.A 7.2
▶H.B 13.5

2018년 6월 4일
▶C.R 1.11 ▶BUN 18.3

2018년 6월 12일
▶C.R 1.06 ▶BUN 32.2 ▶H.B 12.7

최종적으로 3회 검사해서 모두 정상 수치로 돌아오면 치료를 종결한다. 박○○ 씨도 3회에 걸친 병원검사에서 신장 수치가 모두 정상으로 돌아와 치료를 마무리했다.

당뇨나 고혈압 합병증으로 진행된 만성 신부전증은 자신도 모르게 진행되면서 손 쓸 수 없는 상태가 될 수 있으므로 신장 기능 검사를 정기적으로 받는 것이 최선이다.

만성 신장병에
침향 희망 보고서

지은이 I 김영섭 (백운당한의원 원장)

1판 1쇄 인쇄 I 2024년 7월 7일
1판 1쇄 발행 I 2024년 7월 15일

발행처 I 건강다이제스트
발행인 I 이정숙

출판등록 I 1996.9.9
등록번호 I 03 - 935호
주소 I 서울특별시 용산구 효창원로70길46(효창동, 대신빌딩 3층) 우편번호 04317
TEL I (02)702-6333
FAX I (02)702-6334

정가 4,000원

ISBN 979-11-87415-27-5 13510